第2版

看護現場で
使える

教育学の理論と技法

編著
中井俊樹
愛媛大学
教育・学生支援機構
教授

MC メディカ出版

第2版刊行にあたって

『看護現場で使える教育学の理論と技法』の初版は、多くの方に読んでいただきました。看護現場の後輩指導や集合研修において活用できる教育学のおもな理論と技法を一冊にまとめた点が広く評価されたと考えています。

このたび、第２版を刊行することになりました。第２版の目的は、初版から変わりません。教育にかかわる看護師が、個別指導や集合研修などを通して後輩の看護師の成長を促すための具体的な方法を身につけることです。

第２版を執筆するにあたって大事にしたのは、執筆者らが実際に講師を務めた、看護師を対象とする研修の経験です。研修を実施し参加者の反応を確認すると、追加や修正をしたいと考える内容が見つかりました。

また、初版の刊行をきっかけとして、多くの看護教育にかかわる方々と知り合いになることができました。その一人は、初版の刊行後すぐに声をかけていただいた内藤知佐子先生です。現在では職場の同僚になったこともあり、第２版の執筆者に加わっていただきました。

その結果として、第２版は初版から大きく変更することとなりました。おもな変更点は５つあります。第１に、新たに「教育観の形成」の章を追加しました。教育観を扱う章を設けたのは、指導者が教育活動の質を高めていくうえで自身の教育観を形成していくことが大切だからです。第２に、集団のもっている可能性を高める方法を身につけるために、「ファシリテーションの技法」の章を追加しました。第３に、既存の内容についても、最新の文献や執筆者らの研修などの経験を踏まえて加筆しました。コロナ禍において急速に進んだオンライン研修の方法についても加筆しました。第４に、教育に役立つキーワードについても、初版の100語から120語に増加しました。第５に、書籍の判型も見直し、初版よりも持ち運びしやすいサイズにしました。

本書は、多くの方のご協力を得て刊行にこぎつけることができました。春藤友香氏（新見公立大学）および小岡亜希子氏（愛媛大学）には、本書の草稿段階において貴重なアドバイスをいただきました。さらに、メディカ出版の細川深春氏および山形梢氏には、本書の改訂のきっかけをいただき、本書が完成するまでのさまざまな場面でお力添えいただきました。

今回の改訂によって、さまざまな場面で教育に関わる看護師にとってより役立つ内容になったのではないかと自負しています。そのため、多くの方に本書を読んでいただきたいと考えています。そして、読んだ後に、単に「おもしろかった」や「勉強になった」で終わるのではなく、「次からはこの方法を取り入れてみよう」や「これまで行ってきた方法を改善してみよう」と具体的な行動の変化につながり、結果として多くの看護師の学習や成長につながることを期待しています。

2023年5月5日
中井俊樹

はじめに

本書は、看護師の成長を促すための教育の実践的な知識と技能をまとめたものです。看護師の専門性を高めるためには、教育機関での養成段階での学習の充実とともに、看護師になってからの能力開発の質を高めることが鍵となります。

看護師の能力開発には2つの側面があります。1つは、能力開発が看護師の責務であるという側面です。看護師は免許取得後も自ら進んで能力開発に努めることが求められます。「保健師助産師看護師法及び看護師等の人材確保の促進に関する法律」の改正により、2010年4月から新人看護師の研修が努力義務となっています。

もう1つは、能力開発が看護師の権利であるという側面です。教育基本法には、国民が生涯にわたって学習することができるという生涯学習の理念が定められています。「看護師等の人材確保の促進に関する法律」においても、看護師自身の責務以外に、「病院等の開設者等の責務」「国及び地方公共団体の責務」として看護師の学習を推進することが記されています。つまり、病院や国が責務の主体として、個々の看護師の学習の権利を保障していくと読み取ることもできます。看護師の学習に対する病院の責務は、一部の役職者が担うものではありません。病院の構成員全体で看護師の学習を推進することが求められるのです。

看護師の教育に必要な知識と技能を身につけるためには、単に小手先のテクニックを身につけるだけでなく、教育という現象の背後にある根本的な原理を理解しておくことが重要です。教育において思いや情熱は重要ですが、それだけでは効果的に教育することはできません。残念ながら、教育に関する知識や技能を十分に習得していないために、後輩指導に悩んでいる看護師は少なくないようです。

本書は、教育に関わる看護師が、個別指導や集合研修などを通して後輩の看護師の成長を促すための具体的な方法を身につけることを目的としています。主に新人段階の看護師を対象とした教育場面を念頭に置いていますが、教育の原理に基づいて説明しているため、新人段階以降の教育、看護学生の教育においても活用できるのではないかと考えています。

本書が想定する読者は、後輩看護師の教育に関わる看護師です。病院では新人看護師を教育する担当者として、プリセプター、実地指導者、教育担当者、研修責任者などの名称で配置されます。このような立場の看護師を主な読者として考えています。一方で実際に教育に関わっている看護師は、担当や役職にかかわらずより広範囲にわたります。本書が、教育に関わる多くの看護師にとって実践の改善の一助となることを期待しています。

本書の特徴は、教育学を専門とする教員が中心となって執筆したことといえるでしょう。執筆者は、これまで病院や職能団体などでの研修、看護師養成機関での教員研修、看護専門学校での教育学の授業などを担当してきました。それらの現場でのニーズや反響を踏まえて、看護現場で使える教育学の原理と方法をまとめています。看護分野での書籍の作成は初めてですが、これまでに大学教員や大学職員などを対象とした能力開発に関する書籍を作成した経験が活かせたのではないかと考えています。

本書の刊行にあたり、多くの方々からご協力をいただきました。本書は、名古屋大学高等教育研究センターのFD・SD教育改善支援拠点事業の一環として作成しました。また、草稿段階では、多数の看護関係者や大学関係者から的確で有益なアドバイスをいただきました。愛知県看護協会、名古屋大学医学部附属病院、愛知医科大学認定看護師教育課程における研修や講義の参加者にはアンケートにご協力いただき、その回答を本書の内容に反映することができました。本書の作成にあたって協力していただいた方の一部を巻末に列挙しました。ただし、言うまでもなく本書の内容に関する責任のすべては執筆者が負うものであります。また、原稿の分担は巻末に示していますが、全体の質と統一性を高めるため、各執筆者が書いた草稿に対して議論を重ね完成原稿に辿り着きました。名古屋大学事務補佐員の大谷良子氏、岡田久樹子氏、小川幸江氏、鈴木史氏、名古屋大学大学院教育発達科学研究科大学院生の稲垣太一氏、都島梨紗氏、堀田加奈子氏には、資料の作成や書式の統一などにご協力いただきました。あいはらひろみ氏には、イメージを具体化するイラストを作成していただきました。メディカ出版の石上純子氏には、本書の企画のきっかけをいただき、編集やレイアウトデザインなどさまざまな点でお力添えいただきました。多くの方の協力を得て、ようやく本書の出版にこぎつけることができました。この場をお借りして、みなさまに御礼申し上げます。

2014年5月5日

中井俊樹

Contents | 目次

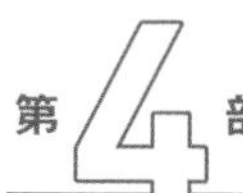

本書の構成と使い方

本書は、4つのパートから構成されています。第1部「看護師育成のための基礎理論」では、看護師を教育する際に必要な基本的な原理について理解できます。第2部「個別指導の方法」では、臨床現場における1対1での指導の具体的な方法が習得できます。第3部「集合研修の方法」では、集合研修での具体的な指導方法や集合研修の運営方法が習得できます。第4部「キャリア開発の組織的支援」では、個々の看護師の視点を超えた組織的課題が理解できます。第2部、第3部、第4部は、個別での指導、集団の研修、組織的な支援という順になっており、職場の先輩、研修での講師、研修の担当者といった看護師のキャリアの段階が進むにつれて必要となる教育に関する知識と技能がまとめられています。

第1部の1章から順に読まれることを前提に書いていますが、特定の目的に応じて読み進めることもできます。たとえば、個別指導を担当する場合には第1部と第2部を、集合研修を担当する場合には第1部と第3部を読むことができます。

また、**ピグマリオン効果**のように赤字で表記された用語については、「看護師育成に役立つキーワード」として、欄外にその用語の説明を記しました。

各章の終わりには、本章のまとめ、ワーク、推薦図書を記しています。みなさんの学習に活用してください。ワークについては、その章の本文中に考え方が記されていますので参考にして挑戦してください。ワークは個人でも取り組めますが、グループで取り組むことでお互いの考え方や経験を共有することができます。

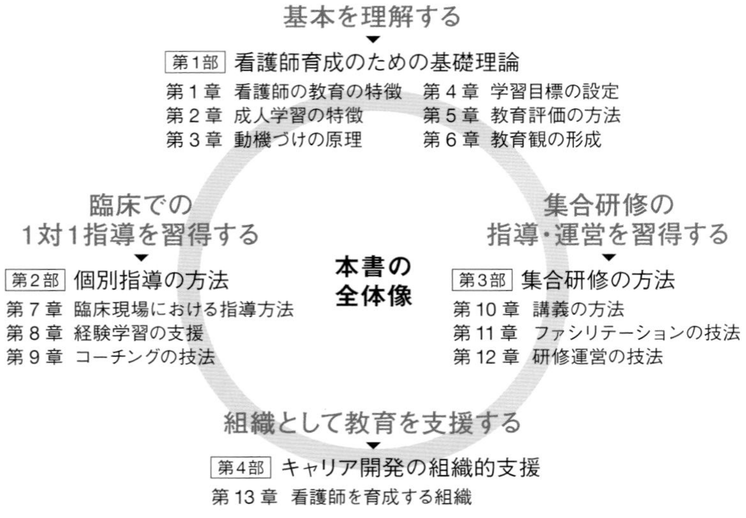

本書の全体像

基本を理解する
▼
第1部 看護師育成のための基礎理論
第1章 看護師の教育の特徴
第2章 成人学習の特徴
第3章 動機づけの原理
第4章 学習目標の設定
第5章 教育評価の方法
第6章 教育観の形成

臨床での1対1指導を習得する
▼
第2部 個別指導の方法
第7章 臨床現場における指導方法
第8章 経験学習の支援
第9章 コーチングの技法

集合研修の指導・運営を習得する
▼
第3部 集合研修の方法
第10章 講義の方法
第11章 ファシリテーションの技法
第12章 研修運営の技法

組織として教育を支援する
▼
第4部 キャリア開発の組織的支援
第13章 看護師を育成する組織

第1部

看護師育成のための基礎理論

第1章 看護師の教育の特徴

第2章 成人学習の特徴

第3章 動機づけの原理

第4章 学習目標の設定

第5章 教育評価の方法

第6章 教育観の形成

第1章 看護師の教育の特徴

看護師を教育するにはどのようなことに注意すべきでしょうか。本章では、看護師を教育する際に指導者に必要な基本的な知識と考え方を理解します。

1. 看護師にとっての教育

1.1 教えるための知識と技能

上手に教えることは簡単なことではありません。73歳まで現役教師として活躍した国語教育者の大村はまは、上手に教えるためには、そのための知識と技能が必要であることを繰り返し主張しています。

> これから教師になる若い人が、今の気持ちをきかれて、「自分には何もできないけれど、教育への愛がある、真心がある、これでやっていくんだ」とよくいいます。そこらへんは不安です。
> 熱心と愛情、それだけでやれることは、教育の世界にはないんです。
> 子どもがかわいいとか、よく育ってほしいとか、そんなことは大人がみんな思っていることで、教師だけのことではありません。そんなものを教師の最大の武器のように思って教師になったとしたら、とてもやっていけないと思います。
> 教師としては、人を育てる能力、教師の教師たる技術を持っていなければ困ります。たとえば、お話ひとつとっても、魅力的に話せる、騒いでいた子どもが耳を傾けるような話ができなくてはならないのです。
>
> 大村（2004）、pp.22-23

熱心や愛情などの想いは、どのような仕事を進める上でも重要な基盤といえるでしょう。しかし、専門的な仕事はそれだけではやっていけません。看護において専門的な知識と技能が重要なように、教育においても専門的な知識と技能が重要なのです。後輩を教育する立場になったのであれば、人を育てる能力を身につけることが求められるのです。

1.2 仕事をしながら教える

あなたが後輩の看護師の教育を担当するということは、看護と教育を同時に実践するということです。教育はそれ自体が高度で複雑な行為ですし、それを看護と同時に実践することは容易なことではありません。実際、教育を担当する看護師の多くは、悩みや困難を抱えているようです。

しかし、教育する側になることは看護師として大きく成長する機会にもなります。実習生や新人看護師の教育を担当したことで自分自身が大きく成長したと振り返る看護師は少なくありません。自分自身の仕事をこなしながら後輩を教育することは大変なことですが、この課題を乗り越えることが、自身の成長につながるといえるでしょう。

「自らが教えるときに最もよく学ぶ」ということはよく指摘されます。他人に理解してもらおうと工夫して教えようとする過程で、自分の思考が明確になっていきます。他人に教えることが自身の学習にもよい効果があることから、経営学者のドラッカーも次のように記しています。

> 看護婦の成果を向上させる最善の道は、新人の看護婦に教えさせることである。　ドラッカー（2000）、p.64

1.3　能力開発の３つの方法

看護師は自身の能力を向上させるためにさまざまな方法で学習しています。看護師の能力開発の方法は、**OJT**、**Off-JT**、**自己啓発**の3つに分類されることがあります。

(1) OJT (On the Job Training)

日常の仕事を通して、上司・先輩が部下や後輩に必要な知識・技能・態度などを教育することです。指導者は、初めて取り組む業務についての説明をしたり、業務の方法の模範を示したり、取り組んでいる業務に対してアドバイスを与えるなどして学習者の能力を高めていきます。

(2) Off-JT (Off the Job Training)

日常業務外で行われる教育のことであり、職場外訓練ともいわれます。職場から離れて行われることで、学習者は学習に集中することができます。集団を対象に行われることが多いため、ほかの学習者と意見交換する機会を取り入れる場合もあります。人事部や教育担当者などが企画する集合研修や講習会などがあてはまります。

(3) 自己啓発

個人の意思による自己の能力開発のことです。OJTやOff-JTとは異なり、本人の必要性や主体性に応じて能力を向上させる点に自己啓発の特徴があります。組織の人材育成の一環として、自己啓発

KEYWORD 1

OJT

管理監督者の責任のもとで日常の業務につきながら行われる教育です。職場内訓練ともいわれ、部下への指導や育成と同義で用いられることもあります。業務の最中に行う指導、個人学習の指示やアドバイス、目標や評価の面談、キャリア開発の指導などの多様な方法が含まれます。

KEYWORD 2

Off-JT

通常の業務を一時的に離れて行われる教育です。職場外訓練ともいわれ、集合研修はその代表的な例です。職場を離れて習得した内容を日々の業務遂行にどう活かすかは、学習者各自に委ねられるため、フォローアップが重要になります。

KEYWORD 3

自己啓発

個人の意思による自己の能力開発です。組織が求める人材育成よりも、個々のキャリア開発の側面が強くなります。自己啓発を支援する制度として、教育機会に関する情報提供、受講料などの金銭的援助、勉強会などに対する援助などがあります。

に関する情報提供、教材提供、経済的支援など、自己啓発のための支援が行われることがあります。

自分が教育する看護師が3つの方法のそれぞれでどのような学習をしているのかを把握しておきましょう。なぜなら、3つの方法による学習を関連づけることで、大きな成長を生み出すことができるからです。

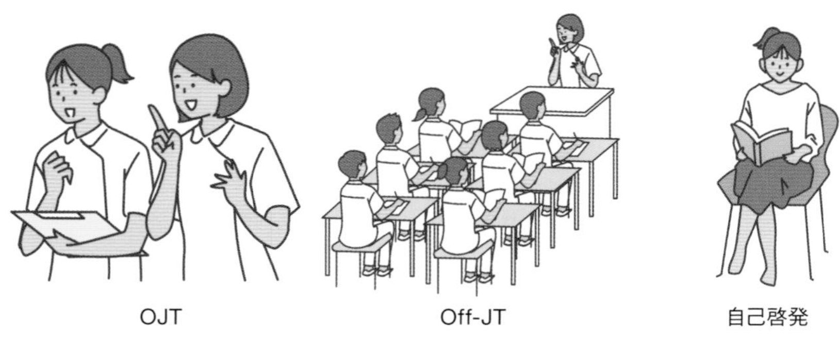

2. 看護師の学習環境の特徴を理解する

2.1 看護が先で教育が後回し

学習者が一番学びたいときや記憶に新しいときに教えることはとても効果的ですが、看護の現場では、それができない場合もあります。なぜなら、仕事のなかでは、看護が第一に優先され、看護師への教育は後回しになる場面もあるからです。

あなたの看護実践を観察して、後輩の看護師はいろいろな質問を投げかけるかもしれません。しかし、看護に集中している場合などには、あなたは即座に質問に回答することができないこともあるでしょう。

ただし、これは教育を軽視してよいということではありません。余裕ができた段階で忘れずにすみやかに教育を進める必要があります。

2.2 仕事を通して学ぶ

70/20/10の法則という言葉を聞いたことがありますか。これは、人の成長を決める要素の比率です。学習の70%は自分の仕事の直接的な経験から、20%は他者の観察やアドバイスから、10%は本を読んだり研修を受けたりすることから得られることを示した比率です。

KEYWORD 4

70/20/10の法則

学習の70%は自分の仕事の経験から、20%は他者の観察やアドバイスから、10%は本を読んだり研修を受けたりすることから得られることを示す比率です。ロンバルド（Lombardo, M.）とアイチンガー（Eichinger, R.）が、優れたマネジャーを対象とした調査をもとに明らかにしました。

column 現場では教育は言い訳にならない

新人看護師の教育は重要ですが、そのために看護の質が低下することは許されません。看護師の行為が、患者さんの生命に関わることもあれば、疾病の予後に関わってくることもあるからです。また、直接生命に関わるわけではないとしても、患者さんにとって心身ともに負担となる処置や行為もあります。

たとえば、病室で患者さんが突然血圧低下によりショック症状をきたした場合、看護師は迅速にバイタルサインを測定し、医師への報告をすることでしょう。ショック体位をとらせ、必要に応じて酸素投与や血管確保を行う場合もあるかもしれません。このような場面で、新人看護師だからうまく血圧が測れなかった、酸素ボンベと酸素マスクの接続方法を教えていたから酸素投与が遅くなった、という言い訳は通用しません。あるいは、呼吸困難の症状をもつ患者さんに対して清潔ケアを行う場合、看護師は患者さんの呼吸が楽な姿勢で、素早くベッド上で清拭を行うことでしょう。このような場面で、新人看護師だから時間がかかってさらに疲労を与えてしまった、新人看護師に説明しながら体を拭いていたらタオルが冷えて患者さんに不快感を与えてしまった、という言い訳も通用しません。

新人看護師に仕事を覚えさせるために、患者さんの生命を脅かしたり、苦痛を与えたりすることがあってはならないのです。

看護師も日々の直接的な経験から多くのことを学んでいます。看護師養成機関や研修における計画された体系的な教育は看護の実践の基盤になりますが、看護の現場において直接的な経験からしか行うことのできない学習もあります。そうした現場では、自分自身で学んでいく看護師に対し周囲の支援があることで学習の効果は高まります。仕事を通していかに学習を支援するのかという視点が必要になります。

臨床現場では、患者さんはそれぞれ違う人間であり、また状態は常に変化していきます。似たような状況が起こるとしても、全く同じことは起こりません。そのため、指導者が「今ここで起こったこと」から学ばせる機会を逃してしまった場合、それは次にいつ訪れるかわからないのです。「今ここで起こったこと」から何を学ばせるかという観点を大切にしましょう。

3. 新人段階の看護師の課題を理解する

3.1 養成機関における教育経験を理解する

教えるためには対象となる看護師の課題を理解することが重要で

す。ここでは新人段階の看護師の課題に焦点をあてて考えてみましょう。

まずは、養成機関における教育経験を理解する必要があります。養成機関での教育と看護の臨床現場での実践とでは、さまざまな点において違いがあります。たとえば、養成機関の実習では、1人の学生が1人の患者さんを受け持つという形式で行われている場合が多く、指導者のもとで丁寧に個々の患者さんに合った計画・準備・実施・評価をすることができます。実習では、各学生の学習プロセスを反映した看護実践によって必要な能力を身につけることが重視されているからです。

しかし、看護の臨床現場では、1人の看護師が複数の患者さんを受け持つ場合も多いでしょう。多くの業務を抱えながら優先度を考え、それぞれの患者さんに必要な対応を行うことが求められます。

養成機関での教育と臨床現場での実践には違いがありますが、これはどちらがよいという問題ではありません。新人看護師を教育する際には、その違いを理解しておき、新人看護師が混乱しないように支援することが求められるのです。

また、養成機関での教育は時代とともに変化していることもあります。自分が学生だった頃とは教育の内容や方法が異なるかもしれません。学習者の学習経験を把握することに努めましょう。

3.2 リアリティショックの克服

新しい環境に適応することは難しいことです。あなたやあなたの周りの人々は中学1年生になったときに、新たな学習や生活に円滑に適応することができたでしょうか。先輩後輩という関係の出現、学習の負荷の増大、異なる小学校出身者同士の人間関係などの新しい環境にうまく適応できない子どもがいたのではないでしょうか。いじめや不登校の増加にもつながるこの不適応を、中1ギャップということがあります。

初めて看護師として働く場合も、臨床現場に円滑に適応できない人は多いようです。「養成機関では患者さんの個別性に合わせたケアを最優先していたのに、臨床現場では看護業務の都合が優先され、患者さんのためのケアが行われていない」というのは、新人看護師がときどき口にする言葉です。たとえば、病棟によって入浴日や時間が制限されていたり、疾患・症状ごとにルーチンケアが定められていたりと、病棟によっては必ずしも患者さんそれぞれに合わせたケアが提供できない場合もあるからです。

また、現実にさまざまな患者さんやその家族の苦痛を目の当たりにすることで、大きな衝撃を受ける新人看護師もいます。希望した小児科病棟に配属されたものの、小児がんで厳しい治療に耐えている子どもや亡くなってしまう子どもの姿を見て早期離職してしまった事例もあります。

このような、思い描いていた臨床現場と実際の臨床現場との違いによる動揺は**リアリティショック**と呼ばれます。すべての新人看護師は、大なり小なり何らかのリアリティショックを感じていると考えておいたほうがよいでしょう。

看護の臨床現場では、新人看護師のリアリティショックを全くなくすことはできません。リアリティショックには、新人看護師が職場に適応して成長するための通過儀礼という側面もあるからです(勝原、2007)。しかし、周囲の先輩看護師の支援によって、新人看護師のリアリティショックが早期に克服されたり、軽減されたりすることを理解しておきましょう。

KEYWORD 5

リアリティショック

期待と現実の間にあるギャップに衝撃を受けることをいいます。就職する前に思い描いていた仕事や職場環境のイメージと、実際の職場での経験の違いを消化しきれず、不安や喪失感などを強め、ときに離職にまで至ることがあります。

3.3 キャリアのなかの新人段階の課題

看護師の熟達の段階は、初心者、新人、一人前、中堅、達人と5つに分類されることがあります(ベナー、2005)。看護学生が初心者段階と位置づけられるため、新卒の看護師は新人段階と位置づけられています。

新人段階の看護師は、かろうじて及第点の業務をこなすことができる段階です。多少の経験があるので、ガイドラインに基づき与えられた課題を遂行することはできます。しかし、複雑な状況を判断することはほとんどできないことが指摘されています。新人段階は、状況の局面を判断し、優先順位を決めることを学ぶ時期といえます。新人看護師には臨床現場での支援が必要であり、状況判断の方法について丁寧に教えることが求められるのです。

3.4 省察的実践家の基盤をつくる

看護師には、**技術的熟達者**と**省察的実践家**という2つの捉え方があります(ショーン 2007)。技術的熟達者は、理論や技術によって看護師はよりよく仕事ができるようになるという専門家の捉え方です。一方、省察的実践家は、現場での実践と振り返りの繰り返しのなかで看護師はよりよく仕事ができるようになるという専門家の捉え方です。

特に人との関わりが重要となる看護師は、省察的実践家として学習していくことが大事です。なぜなら、複雑で一度きりの場面や文

KEYWORD 6

技術的熟達者

専門分野の体系化された知識や技術を学び、それを現場で活用することで熟達していく専門家像です。アメリカの哲学者であるショーンが省察的実践家と対比して用いたモデルです。

KEYWORD 7

省察的実践家

臨機応変に対応することが必要な職場において、振り返りを通して熟達していく専門家像です。反省的実践家と表記されることもあります。アメリカの哲学者であるショーンによって技術的熟達者と対比されて提唱された専門家像です。

脈のなかで、適切に判断し行動していくことが求められるからです。また、経験を通して看護観などの理念を形成することも看護師として重要です。したがって、新人看護師の時期には、実践とその振り返りを通して学習してくための基盤づくりを支援することを指導者は意識しておくべきでしょう。

4. 個々の看護師を理解する

4.1 若手看護師ダメ論の罠

「最近の若手看護師は仕事ができない」という声が、看護師の間でもよく聞かれます。ただし、これはどの世代の看護師もいわれてきたことで、「最近の学生は」「最近の新入社員は」「最近の日本人は」などと同様に、昔からいわれてきたことです。

確かに風変わりな新人看護師は目につくのかもしれません。しかし、それらの少ない事例をもとに若手看護師全体の質が低下したというのは、論理が飛躍しているといえるでしょう。

「最近の若手看護師はダメになった」と指導者が考えてしまえば、残念ながら教育効果も低下してしまいます。指導者の学習者への期待が、学習者の学習成果に影響します。指導者が学習者に対して「期待できる」と考えれば、学習の効果は上がるのです。このことは、**ピグマリオン効果**といわれます。若手の看護師を成長させたいと思うなら、自分たちの世代と比べてよくできている点に着目して、期待を寄せることが大切です。

KEYWORD 8

ピグマリオン効果

指導者の学習者に対する期待や態度が、学習者に影響を与える現象です。教育心理学者ローゼンタール（Rosenthal, R.）によって明らかにされた心理的効果です。成績が伸びる児童であると教師が認識すると、無作為に選ばれた児童であっても成績が向上したという実験結果があります。

4.2 多様な看護師を尊重する

「多様な看護師」という言葉に違和感をもつ人もいるかもしれません。そのような現実はアメリカのような多文化国家の病院ではあるかもしれないが、日本の病院には関係ないと思っていませんか。しかし、よく意識して看護師を見てみましょう。男性がいる、年輩者がいる、子どもをもつ者がいる、介護している者がいる、外国籍の者がいる……。実に多様な看護師がいることに気づくことでしょう。看護師の多様性が見えていなかったとすれば、自分がそれを見ようとしなかったからなのです。

近年では多様な看護師を尊重することが組織として重要になってきました。多様性を尊重することで、個々の看護師の意欲を高め、組織の活力や成果につながるからです。

制度や慣習は、多数派の集団の特徴を前提につくられていることがあります。そのため少数派の看護師がさまざまな不利益を被っている場合があります。指導者がまず配慮すべきことは、少数派の看護師が働き、学習する環境を守ることです。

少数派の看護師の一例として、男性看護師が挙げられます。男性看護師は増えてきましたが、看護師全体のうち男性が占める割合は高くはありません。男性看護師を対象とした調査結果からは、「女性患者から敬遠される」「男性看護師に対する社会の偏見がある」「女性看護師との関係維持に苦心する」「リーダーシップの発揮を期待される」「勤務場所が限定される」など、業務内容において女性看護師と区別されることに抵抗を抱いていることが明らかにされています（北林ほか、2007）。

4.3 個々の看護師をよく観察する

個々の患者さんをよく観察することは、医療技術が進歩した現在でも看護の基本といわれています。ナイチンゲールは『看護覚え書』において、看護師の観察の重要性を説いています。

> 身についた正確な観察習慣さえあれば、それだけで有能な看護師であるとは言えないが、正確な観察習慣を身につけないかぎり、われわれがどんなに献身的であっても看護師として役に立たない、といって間違いないと思われるからである……（中略）……もしあなたが観察の習慣を身につけられないのであれば、看護師になることを諦めたほうがよいであろう。なぜなら、たとえあなたがどんなに親切で熱心であるにしても、看護はあなたの天職ではないからである。
>
> ナイチンゲール（2011）、p.189

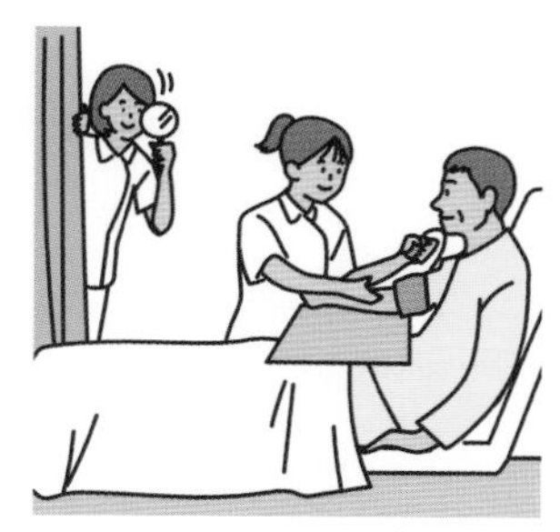

看護において患者さんの観察が重要であるように、教育においても学習者の観察は重要です。どのような知識や技能をすでに習得しているのか、何に関心があるのか、誰と仲がよいのか、どのような学習方法を好むのか、どのような課題を抱えているのかなどは、日々の観察を通して把握することができます。観察から得られる情報は教える上で重要なものです。よき教育者になる第一歩は、個々の学習者をよく観察することから始まるのです。

本章のまとめ

1. 看護師を効果的に教育するためには知識と技能が必要です。
2. 看護師の教育においては、ミスが許されない、教育が後回しになるといった環境のなかで仕事を通して学ばせることが重要です。
3. 新人看護師の課題に対応した教育が必要です。
4. 個々の看護師を理解することがよき教育の第一歩になります。

ワーク

1. あなたが新人看護師だった頃、どのようなリアリティショックを感じましたか。あなたのリアリティショックとその克服の過程を振り返ってみましょう。
2. あなたの職場の新人看護師の能力開発の方法を、OJT、Off-JT、自己啓発に分類してみましょう。
3. 新人看護師の有田さんは、5年間のデパート勤務の経験をもち、自分の意見をはっきりと述べる女性です。有田さんを教育する際にどのような点に配慮すべきでしょうか。

／ 推薦図書 ／

『新編 教えるということ』
大村はま／筑摩書房（1996）

国語教師であり多くの著作を残した著者が、教えるということはどういうことなのかを記した書籍です。教師のあるべき姿、教育に取り組む姿勢についてわかりやすく書かれています。

『教育と学習の原理』（看護教育実践シリーズ 1）
中井俊樹、森千鶴 ／医学書院（2020）

看護教育の文脈で教育と学習の原理がまとめられた書籍です。教育と学習に関わる理論や枠組みといった原理を理解することで、自分自身が行う教育の意義を明確にすることができるでしょう。

『ベナー看護論　新訳版　初心者から達人へ』
パトリシア・ベナー（井部俊子監訳）／医学書院（2005）

看護師の実践能力とはどのようなものか、また看護師はどのように熟達化していくのかをまとめた書籍です。初心者から達人までの5段階で看護師はどのような課題を抱えているのかが理解できます。

第2章 成人学習の特徴

大人の学びにはどのような特徴があるのでしょうか。本章では、大人である看護師を教育する際に考慮すべき成人学習の特徴を理解します。

1. 大人の学びの特徴を理解する

1.1 人は常に学ぶ

生涯学習という言葉を聞いたことがあるでしょうか。人は、学校を卒業して学びを終えるのではなく、生涯を通して学んでいくことを表した言葉です。社会人が必要な時期に再び教育を受けて仕事と教育を繰り返すリカレント教育や、技術革新に対応するために業務上で必要とされる新しいスキルを習得するリスキリングという用語も使用されるようになっています。あなたも、看護師として働くようになった後も、職場や自宅などでさまざまな学習をしているはずです。

生涯を通して人は学びますが、年齢や経験を重ねるにつれて学びのスタイルは変化していきます。これまでの学びを振り返りながら、どのように学びが変化するのかを考えていきましょう。

1.2 学校では系統的に学ぶ

小学校では、教員が算数や国語などの教科ごとに、クラス全員に対して同じ内容を教えています。授業や単元ごとに教員が学習目標を決め、テストなどで評価をします。そして、「1辺×1辺という正方形の面積の求め方」を学習した後に「縦×横という長方形の面積の求め方」を学習するように、学校では子どもが理解しやすいように系統立てて学習内容が配置されています。養成機関での学びも、基本的には同じです。基礎看護学や成人看護学など科目ごとに系統的に配置された内容を教員がクラス全員に教えています。評価も、中間試験や期末試験をもとに教員が行っています。

教員が決めた学習目標をもとに、学習者が理解しやすい順序で体系的に内容を学んでいく学習を**系統学習**といいます。

もちろん小学校や養成機関の学びのすべてが教員主導型の系統学習ではありません。小学校でも**体験学習**が行われていますし、養成機関でも病院や施設での臨地実習などが行われています。小学校に比べ、専門的な知識・技能を求められる養成機関のほうが、実習な

KEYWORD 9
系統学習
学習する内容が前後につながりをもつように配列し、指導を行っていくことを指します。前に学んだことが後の学習の基礎として役立ち、後で学ぶことが前に学習したことの発展となるようにすることで、学習者が体系的に知識を習得することができます。

KEYWORD 10
体験学習
五感を働かせて、体全体で学ぶ学習法の1つです。教育学者のデューイ（Dewey, J.）の経験主義教育にみられるように古くからあります。教科書中心の頭だけで学ぶ学習法への批判から生まれてきたものです。

どの体験学習の割合は多くなっています。しかし、学校での学びは系統学習が中心であるといえます。

1.3　子どもの学びと異なる大人の学び

看護師となってからの学びは、養成機関での学びと異なっているのではないでしょうか。新人のときはあらかじめ組まれた研修プログラムの内容に沿って、外部講師や先輩看護師から教えられる機会が多かったかもしれません。しかし、新人だからといって指導者がすべてを教えてくれるわけではないため、自ら課題を見つけて学習したはずです。

看護師としての経験を重ねるにつれて、決められた内容を人から教わる機会は減っていきます。院内・院外の研修に参加し、自ら学習の機会を求めることもあるでしょう。また、発表や議論を通して、自らの看護実践の振り返りを行ってもいるでしょう。

仕事上の知識や技能だけでなく、余暇の時間に語学や料理などを学習している人もいるでしょう。看護師になってからの学びは、人から指示されたわけではなく、自分の興味や関心に基づいた学習であり、大人らしい学びといえます。

KEYWORD 11

アンドラゴジー

成人教育学者のノールズ（Knowles, M.）が、成人学習の主要な概念として提唱したものです。ノールズは、大人の学びは子どもの学びと異なると考え、「大人の学習を支援する技術と科学」をアンドラゴジーと位置づけました。アンドラゴジーは成熟した成人男性を意味するギリシャ語の aner と指導を意味する agogos の合成語です。

1.4　大人になるにつれて学び方が変わる

成長に伴う学びの変容を整理したのが、成人教育学者のノールズです。ノールズは、ペダゴジーを「子どもに対する教育の技術と科学」、アンドラゴジーを「大人の学習を支援する技術と科学」と定義し、大人のための教育学としてアンドラゴジーの概念を広めました。

アンドラゴジーに基づく学習の考え方を、ペダゴジーと比較して整理したのが**表 1** です。

表 1　ペダゴジーとアンドラゴジー

	ペダゴジー	アンドラゴジー
学習者の概念	教師に依存した学習者	自律的な学習者
学習者の経験の役割	学習資源として活用されるよりは、むしろその上に積み上げられるもの	豊かな学習のための資源
学習へのレディネス	カリキュラムによって画一的	生活上の課題や問題から生まれる
学習への方向づけ	教科中心	問題解決中心
動機づけ	賞罰	好奇心

出所：ノールズ（2002），p.613 より作成

成人学習者の特徴をまとめると、次の３つになります。

- **経験を学習の資源とする**
- **問題の解決に向けて学習しようとする**
- **自律的に学習しようとする**

新人看護師は、年齢的にみれば成人ですが、成人学習者の特徴を身につけていない人も多くいます。なぜなら、養成機関を卒業したばかりの新人看護師はペダゴジーからアンドラゴジーへの転換期にいるからです。学習者が成人学習者としての特徴を身につけることができるように支援するのも、指導者の役割として不可欠なことです。

2. 経験を学習の資源とする

2.1 学びとなる経験

大人の学びは、これまでの経験が重要な要素となります。看護師の場合、経験という言葉を聞くと、患者さんの採血が初めてうまくできた経験やケアに失敗して先輩に叱られた経験などを思い浮かべるかもしれません。このような実際に自分が体験した経験を直接経験といいます。

直接経験だけでなく、人の話を聞いたり映像を見たりして得られる間接経験も、学習の基盤となる経験です。先輩の新人時代の失敗談やほかの同僚の話などを聞いて学んだ経験というのが誰しもあるはずです。

2.2 経験を関連づけて学ぶ

看護学生のとき、看護に関するいろいろな教科書や本を読んだはずです。そのときは、書かれている内容を暗記することだけに集中し、その意味を深く理解できなかったかもしれません。その後、看護師になって同じ本を読み返してみると、その内容を深く理解できたという経験はないでしょうか。

読み返してみて深い理解が得られたのは、あなたが看護師としての経験を積んだからです。本に書いてある内容を、自分の経験と関連づけながら読んでいるのです。

大人になるにつれて、人はさまざまな経験を蓄積していきます。そして、その蓄積した経験と関連づけながら新たな学習を進めていきます。新しい知識や技能を大人に教える場合、学習者自身のこれまでの経験と関連づけて教えると学習者は理解しやすくなります。

2.3 経験から学ぶ

単に何かを経験するだけで、それが学びになるわけではありません。日々の看護のなかで、うまくいった、あるいはうまくいかなかった出来事があったとします。そのことに対して何かを感じたり考えたりしなければ、学びにはつながりません。

失敗した経験を学びにつなげるためには、「失敗した理由」や「成功するために必要な行動」を考えなければなりません。つまり、経験した出来事を振り返り、教訓を導き出すという行為が必要となります。このような一連の活動をリフレクションと呼びます。

KEYWORD 12

リフレクション

経験を振り返り教訓や知見を導く活動です。過去に起こった出来事の本質を探り、その経験における自分のあり方を見つめ直すことで、今後同じような状況に直面したときによりよく対処するための知を見出そうとするものです。

経験を深い学びにするための学習サイクルを提示したのが、コルブの経験学習モデルです（図1）。コルブは経験学習を次の4つの段階に分けました。まず、人が失敗や成功などの経験をします（具体的な経験）。そして、その経験を振り返り（内省的な観察）、自分なりの仮説や教訓を得ます（抽象的な概念化）。その仮説や教訓を新たな状況に適用（積極的な実験）し、学んでいくというものです。

KEYWORD 13

コルブの経験学習モデル

1970年代初めに教育理論家であるコルブ（Kolb, D.）が提唱した経験学習のモデルです。具体的な経験、内省的な観察、抽象的な概念化、積極的な実験の4段階からなっています。人は成功体験や失敗体験などを振り返り、そこから自らの教訓や持論を導き出します。そして、導き出した教訓や持論を実際に適用してみます。自分なりの教訓を新たな状況に適用して実験することが、また具体的な経験になるというものです。

このモデルの優れているところは、経験学習を継続的なプロセスと考えているところです。自分なりの仮説や教訓を積極的に適用することが、また新たな具体的な経験となり、次の学習の始まりとなるというものです。経験から学習が進められる人はこうしたプロセスをとっているのです。

2.4 経験を学びに変える振り返り

経験の後の振り返りは、経験を学びにつなげる鍵となるものです。どのような状況であったか、自分の行為の何がよくて何が悪かったのかを振り返り、次に同じ状況に出合ったら自分はどうすべきかを考えることが、学習になるのです。

指導者が学習者に振り返りを促す場合には、いろいろな場面を活用できます。経験について1対1で話し合ったり、カンファレンスに取り上げて時間をかけて振り返りを行うことも可能です。

しかし、日常業務のなかで振り返りを支援するのが難しいときもあるでしょう。たとえば、学習になる経験があったとしても、すぐに次の業務に取りかからないといけない場合などです。そのようなときは、学習者が振り返れていないと思ったところを、簡単な言葉かけでフォローしていくのが効果的です。また、日記などで記録を書かせることによって、学習者の振り返りを促すこともできます（上田、宮崎、2010）。

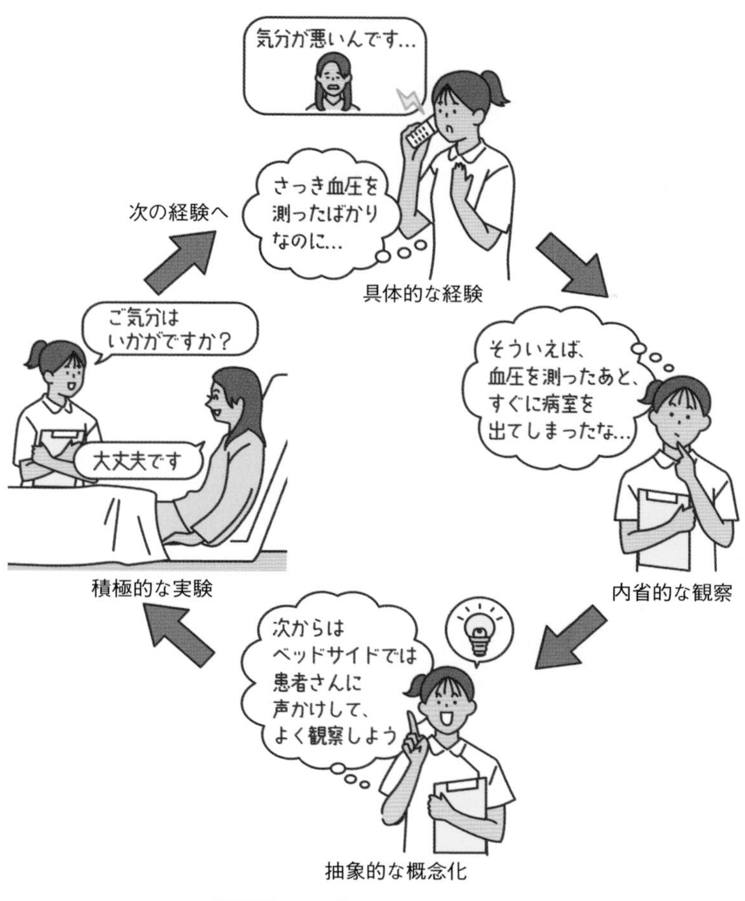

図1 **コルブの経験学習モデル**

事例 経験からの学習

新人看護師のＢさんは、硬く逃げやすい血管をもつ高齢患者さんの採血をすることになりました。位置を十分に確認し、ここなら大丈夫だろうと思い針を刺しましたが、失敗してしまいました。その後、なぜ失敗したのだろうかと自分の採血のやり方や状況を振り返りました。そして、先輩からのアドバイスやこれまでの自分の経験と合わせ、硬く逃げやすい血管の場合は、血管の側面に針を刺入するように、少し角度を変えて採血するとよいという自分なりの教訓を得ました。次に同じような血管の人にこの教訓を活かし採血したところ、今度はうまくいきました。

自己の経験を振り返り、自分なりの方法を学習することができたのです。

KEYWORD 14

アンラーニング

一度、学んだ知識や既存の価値観を意識的に手放し、新たに学び直すことです。「学習棄却」「学びほぐし」「脱学習」ともいわれます。人や組織が、環境の変化に適応して継続的に成長するためには、過去の成功体験や学んだことを一旦忘れて、新たに学び直すことが必要です。

column アンラーニング

大人は、自分の経験をもとに、自分なりのものの見方をもちます。自分なりのものの見方は、学習を促進する場合もありますが、学習を妨げる場合もあります。学習を妨げる場合は、ものの見方を見つめ直し、新たに学び直すことが必要です。このような学びを、アンラーニングといいます。

アンラーニングが必要なときとは、どのようなときでしょうか。一般的には、立場や役割が大きく変わったときです。たとえば、学生から看護師になるとき、チームをマネジメントする立場に昇進したとき、ほかの病院から異動したときなどです。

特に、部署異動や新しい病院に勤める看護師にはアンラーニングが必要なときがあります。ついつい「前の病棟では、やり方が違った」「前に勤務していた病院に比べると、この病院の方針は正しくない」と思い、新しく働く病院や病棟のやり方に反発してしまうことがあります。まずは、それまで自分が経験のなかで形成してきたものの見方を見つめ直していくことが求められます。

では、新しく入ってくる人は、それまでの経験をもとにしたものの見方を絶対に棄てなければならないのでしょうか。もちろん、そういうわけではありません。新しく入ってきた人の経験やものの見方が、病棟や病院に新しい学びを生み出す場合もあるからです。新しく入ってきた人のものの見方や経験を、組織として活用できるような柔軟性も必要です。

3. 問題解決に向けた学習を支援する

3.1 学問の論理では学べない

学校のカリキュラムでは、教科ごとに学習を進めていきます。これらの教科の内容は、学習者が理解しやすいように易しいものから難しいものへと系統的に配置されており、学習者は多くの知識を効率的に理解することができます。

しかし、大人になるにつれて、学校での学びのように系統的に学習することは難しくなります。一方的に授業や講義を聴くという受動的な学習方法では、大人は退屈だと感じてしまうからです。また、大人の多くは実践的ですぐに活用できる知識を習得したいと考えています。これに対し、系統的に配置された知識の多くは、実践にすぐに役立つものばかりであるとは限りません。

3.2 目の前の問題が教材となる

人は成長するにつれて、日常生活のなかで多くの問題に直面していきます。大人は、家庭や職場でさまざまな問題に直面し、その問題の解決に役に立つことを学習していきます。つまり、目の前の問題を教材として学習を重ねているのです。

臨床の看護現場においても、さまざまな問題が看護師にとっての教材となります。たとえば、病棟内のカンファレンスでは、仕事内容の問題点や患者さんの対応について話し合っているでしょう。また、病院全体で、医療過誤や医療事故の事例をもとに、学習会が行われることもあります。

3.3 問題解決に向けた学習を支援する

あなたの指導する看護師も、職場において直面した問題を解決すべく学習しているでしょう。問題解決に向けた学習を支援していくためのポイントを５つにまとめました。

(1) 問題の認識

学習者本人が、問題を認識することが重要です。指導者が問題と感じていることを、学習者は問題として認識していないかもしれません。まずは問題に気づかせるのが最初のステップとなります。

(2) 現状の把握

問題に対して、学習者ができていることとできていないことを明確にします。もちろん、学習者が自分でわかっていれば指導者から伝える必要はありませんが、一緒に確認するとよいでしょう。

(3) 学習目標の設定

問題が大きすぎる場合には、問題解決そのものを目標にしてしまっては達成が難しくなります。また、新人段階ではできないことが多いため、たくさんの目標を掲げてしまうことがあります。短期的に達成できる目標を１つずつ積み重ね、大きな目標につなげるようにアドバイスするとよいでしょう。

事例 **問題解決のための学習**

新人看護師のＣさんは、ある患者さんから「態度が悪い、もう側にこないでほしい」と言われてしまいました。

Ｃさんは自分の行動の何がいけなかったのかわからず不安になったため、プリセプターにお願いして患者さんとのやりとりを再現（ロールプレイング）してみました。

すると、Ｃさんは処置やケアに集中してしまうと、患者さんの顔を見ないであいまいな返事をしていたことがわかりました。Ｃさんはコミュニケーション技術について学習しました。

患者さんからのクレームで直面した問題を解決するために、Ｃさんは自発的に学習したのです。

(4) 学習方法の選択

学習者は学習の資源となりうるものを知らないかもしれません。そのときは、学習者が活用できるいろいろな資源を提示してみましょう。人に聞いてみる、人の動きを観察する、本を借りて読む、技術に関する映像を見る、インターネット上の信頼性の高いサイトで調べるなどがあります。

(5) フィードバック

学習の進捗状況に対する評価を伝えましょう。問題の解決に向けて、できるようになったことや、まだできていないことなど、行動に対するフィードバックを通して評価しましょう。また、できるようになった点に関してはしっかりとほめてあげましょう。

4. 自律的な学びを支援する

4.1 大人は指示されるのを好まない

大人は理由もわからずに人から指示されて学習することを好みません。あなたも急に先輩から興味のない本を渡され、期日までに読んでレポートにまとめてくるようにと言われても意欲がわかないでしょう。では、先輩から3冊の本を提示され、そのなかから自分の興味ある本を1冊選んで、レポートにまとめてくるように言われたらどうでしょうか。「この本を読むように」と一方的に指示された場合よりも、学習への意欲がわくのではないでしょうか。

一般的に、大人は一方的に指示されたことに対しては学習意欲が低くなります。人は大人になるにつれて自律性を増大させていくものであり、人に指図されるのではなく、自分の責任のもとで決める自律的な学習を好みます。このことは、患者さんに対する教育や後輩看護師への教育においてもあてはまるでしょう。

4.2 自ら学ぶは一人前になるための道

現在のあなたは、これを覚えてきなさいと人から指示されることは少なくなったのではないでしょうか。学ぶべき内容や方法を自分で決めて、学習しているはずです。看護師として成長するなかで、知らず知らずのうちに自分で学習する能力を身につけてきたからです。

しかし、養成機関を卒業したばかりの看護師の多くは、教員主導型の学習に慣れているため、自律的に学習することは苦手といえます。実際、新人看護師を指導する場合には、学習内容について指示を与えることが多いでしょう。

看護師が一人前になるためには、あなたのように自分で学習プロセスを決め、自律的に学習する必要があります。

4.3　自分で学習プロセスを決定する

では、学習プロセスを自分で決定できるようになるためには、学習者は何ができないといけないのでしょうか。成人教育学者のクラントンは、次の7つの点を挙げています（クラントン、1999)。

- 自分の学習ニーズと関心を把握する
- 学習ニーズと関心に対する明確な目標を設定する
- 目標を達成するための方法を選ぶ
- 学習のための資源と教材を見つける
- 必要なときにほかの人に相談する
- それぞれの目的に即して行われた学習についての証拠を集める
- 学習の効果を判断する

あなたが教育している学習者のなかには、これらの点をすべて身につけている人は少ないでしょう。特に、養成機関を卒業したばかりの看護師の場合、ほとんどできないのが当たり前です。指導者の役割は、これらの点を徐々に自分でできるように支援していくことです。

4.4　自律性を徐々に高める

学習者が自律的に学習できるように支援していくための4つのポイントがあります。

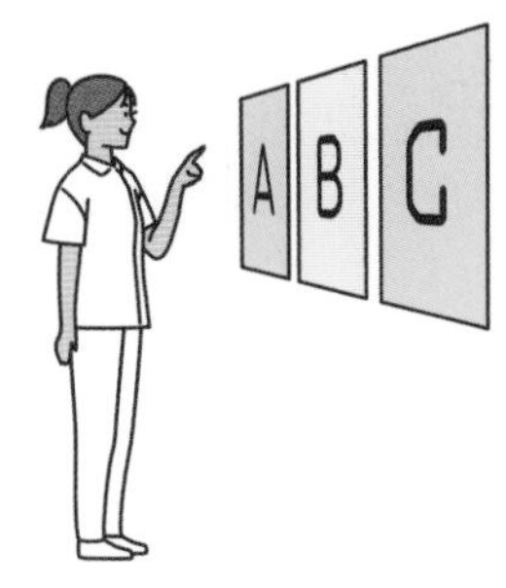

(1)　学習プロセスの決定に学習者を参加させる

学習の目標や内容・方法を決める場合、最初は指導者が決めるのが一般的でしょう。その場合でも、ただ一方的に提示するのではなく、相手の意見を聞きつつ決めていくことが重要です。学習プロセスの決定に学習者が参加することを通して、段階的に自律的な学び方を身につけることができます。

(2)　段階的に支援を少なくしていく

教育熱心な指導者は「学習者のために」と思い、多くの指示や指導を行ってしまうことがあります。しかし、それは教育という観点からみて望ましい行為とはいえません。指示や指導が多いと、学習者が指導者に依存してしまうからです。学習者の能力を認め信頼し、指導者が支援を少なくしていくことこそが望ましい行為だといえます。学習者が自分で学習プロセスを決められるようになるにつれて、指導者は徐々に支援を少なくしていくとよいでしょう。

(3) 学習に対する自己評価を促す

学習者が学習の課題に気づくことができるように、自身の学習に対する自己評価を学習者に促します。学習の過程や最後に、何ができるようになったのか、何がまだできていないのか、学習方法は適切であったのかを自分自身で評価してもらいます。学習者に「何ができるようになりましたか」など口頭で問いかけてもよいですし、紙に書いてもらってもよいでしょう。自己評価を継続的に組み込むことを通して、学習者が自身の学習を客観的に捉える方法と習慣を身につけられるようにします。

(4) 相談しやすい雰囲気をつくる

自分で学習プロセスを決めるときには「本当にこれでいいのかな」といった不安や戸惑いがつきものです。学習者が自分の思いを相談しやすい雰囲気をつくりましょう。また、同じような悩みをもつ同僚の状況を知るというのも、不安や戸惑いの緩和につながります。研修などの場で同僚と話し合う機会を設けましょう。

本章のまとめ

1. 大人になるにつれて、自律的な学びへと変化していきます。
2. 大人は経験の振り返りを通して学習していきます。
3. 大人は目の前の問題を教材として、問題の解決に役に立つことを学習していきます。
4. 学習者が自律的に学習できるように支援していきましょう。

ワーク

1. あなたの看護師になってからの学びにはどのような特徴がありますか。看護師になる以前の学びと比較して考えてみましょう。
2. 自分よりも年配の看護師に指導する際、成人学習の特徴を踏まえてどのような点に配慮すべきでしょうか。
3. 新人看護師の伊藤さんは、わからないことを周囲に聞くだけで自ら学習する姿勢が見られず、ときどき「先輩が教えてくれない」と不満をもらします。伊藤さんが自ら学ぶようにするためにはどのようにしたらよいでしょうか。

推薦図書

『看護師長の「超」指導力アップ術——スタッフを「自ら学ぶ看護師」に育てる！』
松浦正子／メディカ出版（2013）

成人学習論を踏まえつつ、看護師長の指導力を向上させるための方法を多角的な視点から整理した概説書です。看護師長向けに書かれた本ですが、指導力として挙げられているスキルは指導を担当する看護師に共通しているもので、誰が読んでも役立つ内容です。

『学びとは何か——＜探究人＞になるために』
今井むつみ／岩波書店（2016）

認知科学の視点から学びについて説明している新書です。断片的な知識を詰め込むのではなく、よりよい学びとは何かを考える上で参考になります。

『メタ認知で＜学ぶ力＞を高める——認知心理学が解き明かす効果的学習法』
三宮真智子／北大路書房（2018）

メタ認知の観点から効果的な学習法を説明している一般書です。メタ認知に関する知見に基づく学習法や教授法をわかりやすく解説しています。

第3章 動機づけの原理

人はどのようなときに意欲が向上するのでしょうか。本章では、動機づけのさまざまな理論を踏まえて、看護師の意欲を最大限に引き出す方法を理解します。

1. 意欲を向上させるのが指導者の役割

1.1　意欲は学習の原動力

人を教育する上で最も重要なことは、学習者の意欲を向上させることです。教育者であるワードが残した多くの格言のなかの1つに、「凡庸な教師はただしゃべる、よい教師は説明する、優れた教師はやってみせる、そして偉大な教師は心に火をつける」という言葉があります（稲垣、鈴木、2011）。

指導者は、学習者が理解できるように言葉や行動で説明しようとします。しかし、単に説明することよりも、学習者の意欲を向上させることのほうが重要です。学習者の学習意欲は、学習の原動力となり、学習者自身が自ら学ぶ姿勢を育てることができるからです。

1.2　簡単な言動が意欲に影響を与える

学習や働くことへの意欲は、指導者の簡単な言葉や行動によって向上したり低下したりします。

努力や成長を認める言葉や期待の言葉など、さりげない一言は学習者の意欲を向上させます。反対に、相手の人格を否定するような言葉やほかの人と比較するような言葉、拒絶するような振る舞いは、学習者の意欲を低下させます。

筆者らは、現場の看護師を対象にした研修で、仕事への意欲に影響を与えた先輩看護師の言動についてアンケートをとりました。その結果を整理したのが**表1**です。

1.3　意図して意欲を向上させるのは難しい

簡単な言葉や行動で向上したり低下したりする意欲ですが、それを意図的に向上させるのは難しいものです。学習者の意欲を向上させる方法について、一度は悩んだことがあるのではないでしょうか。

意欲はこれまで多くの研究者が動機づけとして関心を向けてきたテーマであり、視点の違いによりさまざまな理論が提唱されてきました。そのため、意欲を向上させる方法も、動機づけの理論に基づいて複数示されています。どのような状況においても必ず学習者の

表1 仕事への意欲を向上・低下させた先輩看護師の言動

	意欲を向上させた	意欲を低下させた
言葉	・「がんばったね」 ・「さすが」 ・「期待しているよ」 ・「あのときはこれができてなかったけど、今は成長した」 ・「やることはきちんとできているから、自信をもってやればいいんだよ」	・「みんな大変なんだよ」 ・「こんなこともわからないの」 ・「まーいいわ。私がやる」 ・「この前もこんなことあったよね」 ・「ありえない」 ・「これくらいできなくちゃ、だめよ」 ・「邪魔」
行動	・失敗したとき、具体的に改善点を教えてくれる ・さりげなくフォローしてくれる ・成長を認めてくれる ・食事に誘ってくれる ・重症患者の担当を割り振ってくれる	・同期と比べられる ・自分の失敗をほかのスタッフに言いふらす ・価値観を押しつける ・無視をする ・ため息をつく ・目を合わせてくれない

意欲を向上させる絶対的な方法はありません。意欲を向上させるさまざまな方法を理解し、状況に応じて組み合わせて活用していきましょう。

2. 内側からの意欲を育てる

2.1 欲求が意欲を向上させる

高校生に「なぜ看護師の仕事をしているのですか？」と質問をされたら、あなたはどのように答えますか。「生活するため」「やりがいのある仕事だから」「患者さんの笑顔のため」「お金がほしいから」「看護が楽しいから」など、人それぞれに看護師として働く理由があるでしょう。

答えは人それぞれ異なりますが、これらの答えは人の欲求と関係しています。「生活するため」という考えには安定した生活をしたいという欲求が関係しており、「患者さんに感謝してもらうため」という考えには人から認められたいという欲求が関係しています。人を行動へと駆り立てるものの１つは欲求です。

このような人の欲求を整理したのが、心理学者であるマズローの欲求５段階説です。マズローは、人がもつ欲求を生理的欲求、安全欲求、社会的欲求、尊厳欲求、自己実現欲求の５つの段階に分けました。そして、低次の欲求が満たされると次の欲求を満たそうと行動すると説明しました。たとえば、人間が生きていくために必要な生理的欲求（食欲、睡眠欲など）が満たされると、危険から身を守ろうとする安全欲求を満たすための行動をとろうとするのです。

この説は一般論であり、すべての人にあてはまるわけではありません。しかし、基本的な生活ができ、良好な人間関係が築けてこそ、人は自分の成長に向けて行動するという考えは、人の意欲を向上させる上で重要な視点です。安定した生活や人間関係が確保されてこそ、自分の看護師としての成長に向けて意欲をもつことができるのです。

2.2 アメとムチによって意欲を向上させる

誰しも一度は、「先輩に叱られたくないから、今日中にこの仕事をしておこう」と思った経験があるはずです。人に叱られることは、誰にとっても気分のよいことではなく、不快な感情を伴うものです。人はなるべくなら非難されたり叱られたりするのを避けたいという欲求をもち、そのための行動をとります。

また、報酬を得たいという欲求も行動を促します。たとえば、資格を取得したら特別手当が支給されることになっているとしたら、その特別手当を得るために、資格取得に向けた学習をする人もいるでしょう。

報酬の獲得や罰の回避のために、人は意欲を向上させます。いわゆるアメとムチによる動機づけです。このような自分の外側からの刺激によって意欲を向上させることを**外発的動機づけ**といいます。

人によって、報酬や罰の内容は異なります。金銭を報酬と感じる人もいれば、笑顔やほめ言葉を報酬と感じる人もいます。あなたも、自分の尊敬する先輩から認められたいと思い、意欲的になった経験があるのではないでしょうか。

2.3 興味が意欲を向上させる

人は外発的動機づけによってのみ意欲をもつわけではありません。自分の内側の好奇心や興味、向上心から意欲をもつことがあります。自分が知りたいから本で調べる、問題を解くのが好きだから数学の勉強をする、といったものです。

あなたが新人看護師の頃、一人前の看護師になりたいと思い意欲的に学習した経験があるのではないでしょうか。このように自分の内側から意欲を向上させることを、**内発的動機づけ**といいます。

2.4 外発的動機づけは意欲を低下させることも

アメとムチによる外発的動機づけは人の意欲を向上させるのに簡単な方法ですが、いくつか問題があります。1つは、行動の持続性の問題です。報酬によって意欲的になった場合、報酬がなくなってしまうとその行動をやめてしまいます。目的を達成したら満足して

KEYWORD 15

外発的動機づけ

義務、賞罰、強制などによってもたらされるもので、何らかの目的を達成するための動機づけです。たとえば、先生に叱られたくないから勉強したり、昇進を目指して仕事をがんばったりするのは、外発的動機づけによるものです。

KEYWORD 16

内発的動機づけ

好奇心や関心によってもたらされるもので、賞罰に依存しない動機づけです。たとえばある子どもがTVゲームに熱中しているとき、その子どもは賞罰による動機づけによってではなく、ただ単にゲームが楽しいからという内発的な動機により熱中しているのです。

外発的動機づけ

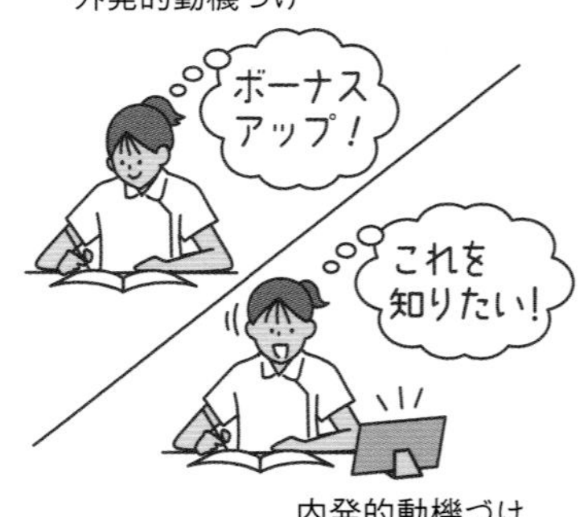

内発的動機づけ

しまい、次の行動へと続いていかないのです。

もう1つは、内発的に動機づけられた意欲を低下させてしまうことです。自分がやりたいからボランティア活動を行っていたとします。あるときから、そのボランティア活動に対してお金がもらえました。そうすると、お金をもらわないとその活動をしたくなくなったり、以前のようにやりたいからという理由で活動を行えなくなったりしてしまうことがあります。これをアンダーマイニング効果といいます。「看護師として成長するぞ」と内側からメラメラと燃えて仕事をしている人に、過度なほめ言葉などの報酬を与えてしまうと、内側から生じた意欲を低下させてしまう危険性があるのです。

KEYWORD 17

アンダーマイニング効果

心理学者デシ（Deci, E.）とレッパー（Lepper, M.）が実験により明らかにした効果です。内発的に動機づけられた行為に対して、報酬を与えるなどの外発的動機づけを行うことによって、意欲が低減する現象をいいます。たとえば、好きで絵を描いていた子どもに、絵を描いた報酬としてお菓子を与えると、次からお菓子がないと絵を描こうとしなくなってしまう、などがあります。

2.5　外発的動機づけを内発的動機づけに変える

何かの報酬を得られるからと始めたことが徐々に楽しくなり、自ら進んで取り組むようになった、ということはないでしょうか。たとえば、最初は数学のテストでよい点数をとるために勉強していたのが、テスト勉強をしていくうちに数学が楽しくなり、楽しいから数学を勉強するようになる、といったものです。このように、外発的動機づけに基づく意欲が、自ら積極的に取り組む意欲に変わることがあります。

図1は、外発的動機づけを自律性の高低から4つの段階に分けたものです。人に言われたからやるという外的調整、周りの人から認められたいからという取り入れ的調整、自分のためになるからという同一化的調整、おもしろいからやるという統合的調整です。

高い自律性を伴った意欲は、人間の成長の鍵となるものです。指導者が新人看護師を指導していく場合、自律性の高い意欲を育てていくことが重要となります。

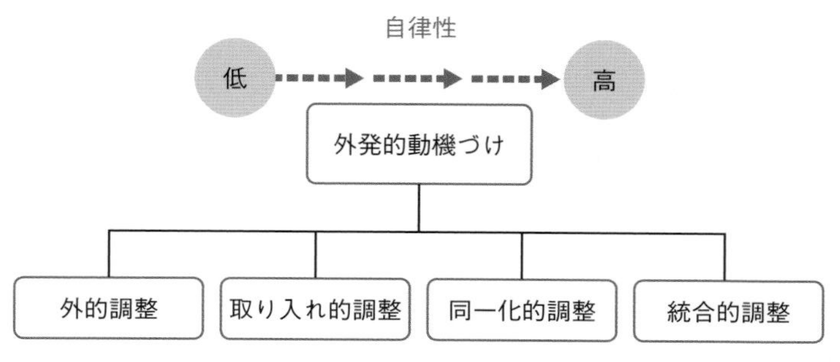

出所：Ryan & Deci (2000), p.72 より作成

図1　自律性からみた外発的動機づけの4段階

3. やればできるという自信を育てる

3.1　自分から取り組ませる

同僚との会話のなかで、「新しく入ったあの子、まったく自分から動こうとしないの」といった発言をしたり、聞いたりしたことはないでしょうか。自分から仕事をしようとしない新人に対する愚痴です。

指導者の多くは新人に自発的に取り組むことを期待しています。確かに、ただ先輩から指示された仕事をしているだけでは、看護師としての成長は望めません。

しかし、自ら積極的に動かない原因を新人だけのせいにしてよいのでしょうか。まずは、愚痴をこぼすのではなく、自ら積極的に動くような働きかけをすることが必要です。

3.2　能力と課題を釣り合わせる

あなたが新人対象の研修に参加するようにと言われたら、どのように感じるでしょうか。すでに自分は知っていることばかりで退屈に感じるはずです。反対に、経験３年目の看護師が、急に師長の研修に参加するようにと言われたら、不安になるはずです。このように、自分の能力と課題の難しさが釣り合っていない場合、不安や退屈な感情をもたらします。

課題の難しさとその人の能力が高いレベルで釣り合っているとき、**フロー**という状態が生まれます。少し難しい仕事や課題に取り組んでいるとき、楽しさを感じつつ時間の感覚を忘れてその課題や仕事に没頭しているような状態です。フローは、また楽しい経験をしたいという、次の行動への意欲を向上させます。

ただ、フロー状態には注意が必要です。集中しすぎて人の話が耳に入ってこなかったり、周りが見えなくなってしまうことがあります。人の命を預かる看護の場で、独りよがりの仕事ほど危険なものはありません。学習者が集中しすぎて周りが見えていない場合には、それに気づかせることも指導者の役割です。

3.3　やればできるという自信をもつ

課題を達成した後の結果の予測も重要です。課題を達成したとしても何の結果も得られないとわかっているならば、人は意欲をもつことは難しいでしょう。反対に、課題を達成した後に好ましい結果が得られると予測できるならば、その課題を達成しようとするでしょう。

KEYWORD 18

フロー

心理学者のチクセントミハイ（Csikszentmihalyi, M.）が提唱したやる気と人間発達の理論です。フローとは、内発的に動機づけられた自己の没入感覚を伴う楽しい経験を指します。フロー状態にあるとき、人は高いレベルの集中力を示し、楽しさ、満足感、状況のコントロール感、自尊感情の高まりなどを経験します。チクセントミハイは、人はフローを繰り返し経験することにより、活動を遂行するためのより複雑な能力を身につけていくことができると考えました。

自分の行動に対して得られる結果の予測（結果期待）が好ましいものであれば、人はその行動を遂行しようという意欲をもちやすくなります。指導する場合も、学習者に事前に意義のある成果を提示しておくことで、学習者の意欲を向上させることができます。

では、結果に対する期待が高ければ、それだけで意欲的になるのでしょうか。それだけでは不十分であり、自分はその行動を遂行する能力をもっている（「やればできる」）という認識（効力期待）をもつことも重要です。この「やればできる」という自信を**自己効力感**ともいいます。結果期待が高く、効力期待も高いとき、人は自ら積極的に取り組む意欲をもつことができます（**図2**）。

KEYWORD 19

自己効力感

人が何らかの課題に直面したときにもつ、自分はそれが実行できるという期待や自信のことを指します。心理学者のバンデューラ（Bandura, A.）が唱えた概念で、動機づけに大きな影響を及ぼす要因の1つと考えられています。

3.4 やればできるを育てる方法

「やればできる」という自信を高めるには、次の4つの方法があります。

(1) 人からの励まし

「○○さんならできるよ」という励ましで、日常的によく用いられている方法です。あなたも、新人看護師に対して「できるんだから、落ち着いてやって」「大丈夫。絶対にできるから」といった言葉をかけているでしょう。このような励ましによる方法は、ほかの方法と組み合わせるとより効果的になります。

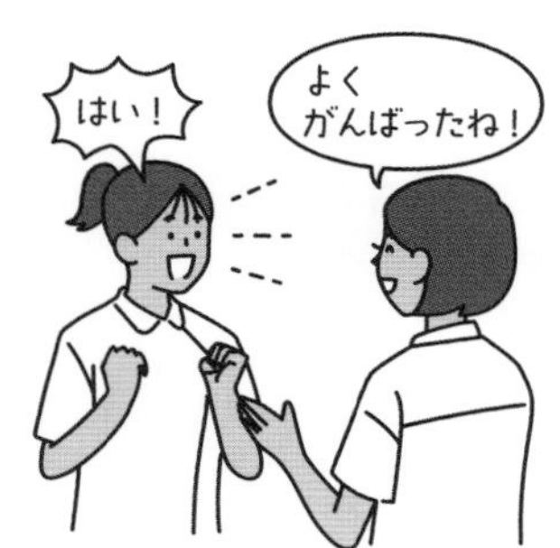

(2) 成功体験を積ませる

実際に成功することで、自分もできるという自信をもつことができます。そのためには、明らかに失敗することがわかっている課題を与えるのではなく、学習者のレベルにあった課題を与えることが重要です。

結果期待（縦軸：高い／低い）、効力期待（横軸：低い／高い）

	効力期待 低い	効力期待 高い
結果期待 高い	・失望／落胆 ・自己卑下 ・劣等感	・積極的に行動する ・自信をもった適切な行動をする
結果期待 低い	・無気力／無関心 ・諦める ・抑うつ状態	・不平・不満を言う ・環境の変革を求める ・抗議／説得をする

出所：鹿毛編（2012），p.262 より作成

図2 効力期待と結果期待の高低の組み合わせによる行動・感情への影響

(3) ほかの人の成功体験を見る

たとえば、同僚が成功している姿を見せることによって、あの人ができるならば自分もできるという思いをもたせることができます。ただ、技能習得の進度は人によって異なっており、すぐにできる同僚の姿を見て自分はダメなんだと思ってしまうこともあります。そのようなときは、「あなたもできるようになるよ」と言葉でフォローしてあげましょう。

(4) 肯定的な感情を高める

人は楽しさや喜びを感じているとき「やればできる」と感じます。反対に、落ち込んでいるなどの否定的な感情を抱いているときには「やってもできない」と感じてしまいます。指導者は学習者に対して楽しいなどの肯定的な感情をもたせ、ストレスを感じさせないような雰囲気づくりをしていくことが重要です。

3.5 やっても無駄だと思わせない

KEYWORD 20

学習性無力感

努力しても結果が伴わないという経験を重ねることで、自ら行動を起こさなくなる現象を指します。心理学者のセリグマン（Seligman, M.）が、動物を対象とした実験をもとに提唱しました。

行動しても望ましい結果が得られない状況が続くと、人はどうせやっても無駄だという無力感を抱きます。これを、**学習性無力感**といいます。たとえば、採血ができるようにいくら練習しても常にうまくできなければ、努力しても無駄であると感じます。

学習性無力感に陥らないためには、やればできるという自信を高めるだけでなく、努力に対するフィードバックも重要です。指導者は、フィードバックを通して、できるようになった点を伝えるなど、学習者が自身の成長を実感できるようにしましょう。

4. 意欲を向上させる職場の特徴を理解する

4.1 意欲に影響を与える職場環境

あなたにとって、仕事への意欲を向上させる職場環境と仕事への意欲を低下させる職場環境とはどういうものでしょうか。

仕事への意欲を向上させる職場環境としてよく挙げられるものには、次のようなものがあります。「自分が必要とされていると実感できる職場」「自分のよいところをほめ、欠点をフォローしてくれる上司のいる職場」「自分で取得した資格を活かせる職場」「仲が良くコミュニケーションがとりやすい職場」「困ったときに周囲が協力し、一緒に解決してくれる職場」です。一方、仕事への意欲を低下させる職場環境としてよく挙げられるのは、「スタッフの仲が悪い職場」「頭ごなしに自分の意見・行動を否定する職場」「感謝する

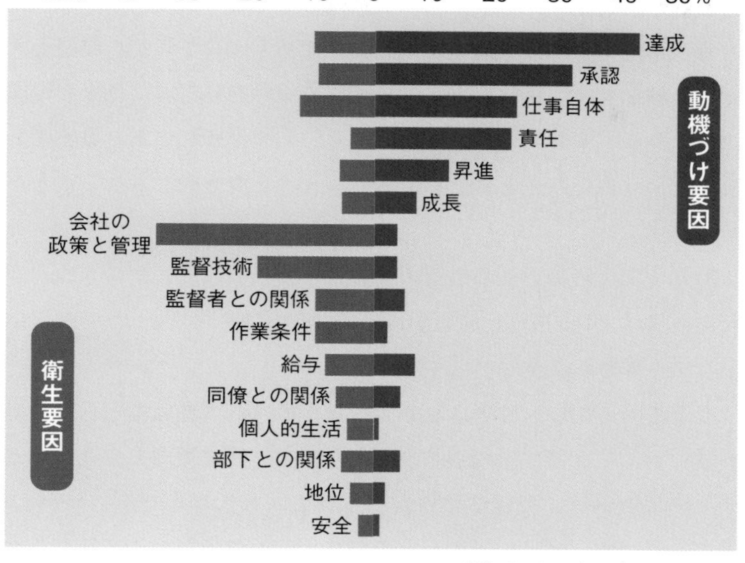

出所：Herzberg (2003), p.90より作成

図3 動機づけ・衛生理論

ことのできない職場」「できなかったことを責められる職場」です。

4.2 職場の満足要因と不満足要因

仕事への満足度と不満足度は仕事への意欲に関係します。仕事への満足度が高ければ仕事に対して意欲をもてますし、仕事への不満足度が高ければ仕事に対する意欲をもてません。では、働く人の満足度や不満足度にはどのような要因が影響しているのでしょうか。

仕事への満足度を高める要因（動機づけ要因）と仕事への不満足度を高める要因（衛生要因）が異なっていることを明らかにしたのが、**動機づけ・衛生理論**（**図3**）です。

動機づけ要因となるものは、「達成すること」「承認されること」「仕事そのもの」「責任」「昇進」などで、仕事内容に関係しているものです。これらの要因は、満たされると仕事への満足度を高める一方、満たされなくても不満足度を高めるわけではありません。

衛生要因となるものは、「会社の政策と管理方式」「監督」「給与」「対人関係」「作業条件」などで、職場の環境に関わるものです。これらの要因は、満たされないと仕事への不満足度を高める一方、満たされても満足度を高めるわけではありません。

たとえば、作業条件が悪いと職場への不満足度は高くなりますが、作業条件をよくしても満足度は大きく向上しないのです。満足度を高め、仕事への意欲を向上させるためには、仕事内容を充実させる

KEYWORD 21

動機づけ・衛生理論

心理学者のハーズバーグ(Herzberg, F.)が提唱した職務満足および職務不満足をもたらす要因に関する理論です。人間の仕事において、満足に関わる要因（動機づけ要因）と不満足に関わる要因（衛生要因）は別のものであるとする考え方です。

必要があります。

4.3　仕事を充実させる

KEYWORD 22

職務充実

仕事の質を高め、高度化していくことを指します。職務を充実させるためには、専門的・管理的な仕事を加えたり、判断が必要な要素を加えたり、より自律的に仕事が進められるように権限を委譲したりする必要があります。また、担当する仕事の種類を増やすことを職務拡大といいます。

意欲が向上する仕事内容を考える上で参考になるのが、**職務充実**という概念です。職務充実とは、それまで担当していた仕事の範囲内でよりレベルの高い仕事に挑戦することを意味します。職務充実度の高い仕事を与えることによって、人の意欲を向上させることができます。

職務充実度の高い仕事内容の特性として、一般的に次の５つが挙げられます（Hackman & Oldham, 1976）。

(1)　スキルの多様性

仕事を行うのに必要とされるスキルが多ければ多いほど、自分の仕事に対して充実感を得ることができます。養成機関を卒業したばかりの看護師は、できる業務が限られるかもしれません。しかし、そのなかでも、毎日、単調な業務を与えるのではなく、多様なスキルを要する業務を与えましょう。

(2)　仕事のまとまり

担当する仕事の一貫性の程度です。断片的な業務ではなく、はじめから終わりまでの全体的なプロセスに関与できるほうが、仕事の意味を実感しやすくなります。

(3)　仕事の意義

仕事の成果が他人の生活や仕事に影響する程度です。影響が強ければ強いほど、自分の仕事は有意義で価値があり重要だと感じます。

(4)　自律性

仕事の計画や業務遂行の方法を決定する自由の程度です。裁量が大きいほど、自分の仕事の結果に責任感を感じます。指導計画を作成する場合も、新人に選択の余地を与えましょう。

(5)　フィードバック

自分の仕事の効果に関する情報を得られる程度です。自分の仕事がうまくいっているかを認識できます。

4.4　看護師としての意欲が向上した仕事

職務充実の特性は、看護師の仕事にもあてはまります。看護師として働く意欲が向上した仕事内容として、次のようなものが挙げられています。

- 役職やリーダーを任されたとき
- ほかのスタッフに頼られたとき
- 新人や後輩に仕事中に説明を理解してもらえたとき
- ある程度、権限委譲され、自分で判断できるとき
- 行ったことに対して評価をしてもらえたとき
- 患者さんから「看護師さん」ではなく、「○○さん」と名前で呼ばれたとき
- 患者さんに相談されたとき

人に仕事を任せることは、勇気や忍耐のいることです。相手が本当にできるのかどうか不安になったり、自分がやったほうが早いと感じたりすることもあるでしょう。しかし、相手を信頼し、認め、任せるという「信・認・任」が重要です。相手の成長を促すだけでなく、仕事への意欲を向上させることができるからです。

4.5　意欲は伝染する

同じ病棟に意欲の高い人がいると、自分も頑張ろうと意欲が高まったことはないでしょうか。反対に意欲の低い人を見て、努力する必要はないと思ったことはないでしょうか。高い意欲であれ、低い意欲であれ、意欲は人に伝染します。

職場においては、仲間意識や一体感が意欲の伝染に影響を与えます。「同じ仲間の先輩が努力しているのだから、自分も積極的に取り組もう」と考えます。自分とは関係がないと思っている先輩が努力していたとしても、自分も頑張ろうとは思いません。コミュニケーションや相互理解を促進する機会を設け、職場内に仲間意識を醸成することで、意欲の伝染を促すことができます。個人の意欲を向上させるだけでなく、仲間意識を醸成して高い意欲を伝染させる職場をつくりましょう。

本章のまとめ

1. 看護師の意欲を向上させるのは、指導者の重要な役割です。
2. 自律性の高い意欲を向上させ、持続性のある行動を促しましょう。
3. 結果に対する期待を高めるだけでなく、やればできるという自信も育てていきましょう。
4. 職場環境や仕事の任せ方を工夫して働く意欲を高めましょう。

ワーク

1. あなたの仕事への意欲を向上させた先輩の言葉や行動を挙げてみましょう。
2. どのような仕事が看護師の意欲を高めるでしょうか。その仕事の特徴を考えてみましょう。
3. 後輩看護師の内田さんは、ほかの同期の看護師に比べて仕事が遅いことを気にしており、「自分は看護師に向いていない」とよく落ち込んでいます。内田さんの自己効力感を高めるにはどのようにしたらよいでしょうか。

／ 推薦図書 ／

『モチベーションの心理学——「やる気」と「意欲」のメカニズム』
鹿毛雅治／中央公論新社（2022）

動機づけに関するさまざまな理論を学術的知見に基づき紹介している新書です。さまざまな理論を知りたいという人に向いています。

『新版　ワーク・エンゲイジメント』
島津明人／労働調査会（2022）

やりがいを感じながらいきいきと仕事に没頭する心理的状態を意味するワーク・エンゲイジメントの入門書です。意欲を高める職場環境を考える上で参考になります。

『無気力なのにはワケがある——心理学が導く克服のヒント』
大芦 治／NHK 出版新書（2013）

実験心理学の立場から、なぜ無気力が生まれるのかについて書かれた新書です。意欲のない後輩に対してどう接したらよいのか悩んだとき、この本を読むとヒントが得られるでしょう。

第4章 学習目標の設定

指導において学習目標をどのように理解し、設定すればよいのでしょうか。本章では、学習目標の基本的な考え方、適切で明確な学習目標を設定するためのポイント、そして目標から学習手順を設計する手法について理解します。

1. 学習目標を定める意義を理解する

1.1 指導の基盤となる

どのような教育においても、学習者に理解してもらいたい知識、身につけてもらいたい技能や態度があります。それを端的に示したものを学習目標と呼びます。たとえば「学習者が終末期の症状緩和を説明できる」や「学習者が手順に従い清拭を実施できる」のように定められます。学習目標は教育という活動にとって非常に重要で、最初に明確にしておく必要があります。

学習目標は、指導者が効果的かつ一貫した指導をするための基盤となります。指導者のなかには使用するテキストや研修のテーマに気を取られ、いきなり指導の具体的内容や方法から考え始めようとする人がいます。しかし、最初に学習目標を定め、その達成に必要なテーマや課題、教材を用意していくのが正しい手順です。こうすることで、指導内容がぶれたり無駄な内容が入り込んだりすることを防ぎます。さらに指導者が学習目標をしっかり意識していれば、学習者の理解度に合わせて補足説明を追加したり、すでに理解が十分な内容を省略したりすることもできます。

1.2 学習者の指針となる

学習目標は学習者にとっても重要な意味をもちます。ゴールのわからない学習をさせられるほど学習者にとってつらいことはありません。学習意欲が下がったり、必要な内容を学べなくなったりするかもしれません。

はじめに学習目標を明確に示しておくことで、学習者はどのような能力を身につけるために学習しているのか理解でき、安心して学習に取り組むことが可能になります。

1.3 学習者の意欲を高める

学習目標の内容や決め方は、学習者の意欲に大きな影響を与えます。この点を説明しているのが**目標設定理論**です。目標設定理論では、意欲を高める目標を設定する3つのポイントが示されています。

KEYWORD 23
目標設定理論
1968年に心理学者ロック（Locke, E.）が提唱した理論です。目標の設定と動機づけの関係を理論化したものです。本人が納得している目標の場合、曖昧な目標よりは明確な目標のほうが、また難易度の低い目標よりは難易度の高い目標のほうが、意欲と成果が高くなるといわれています。

(1) 本人が納得している

本人が意義を見いだせない学習目標に対しては、人は自分が取り組むべき活動とは思えず、やらなくてもよいと感じてしまいます。学習者に対し、なぜそれを学ぶ必要があるのか丁寧に説明したり、本人の興味関心に見合った形で学習目標を調整したりしましょう。

(2) 明確である

たとえば「医療安全の基本を理解する」のような学習目標は、表現の仕方が漠然としており、実現に向けて具体的に何をすればよいのかはっきりしません。より具体的に、「本院の指示出し・指示受けの手順を理解し、実施する」のように書き換えることで、学習者は身につけるべき能力を意識でき、それに向けて学習しようとする意欲をもつことができます。

(3) 簡単すぎず、難しすぎない

現在の自分の能力に照らして簡単に達成できる学習目標の場合、人は努力しようとしません。自分の現在の能力よりも少し高い、がんばれば達成できそうな学習目標を設定することで、学習者は実現に向けて工夫や努力をしようとします。少し達成困難な学習目標のほうが挑戦しがいがあり、人は意欲を高めるのです。

1.4 評価に不可欠である

学習目標は、学習の評価にとっても欠かせません。あらかじめ学習目標を明確にしておき、それを基準にして点検することで、学習者がどの水準まで能力を身につけたのか確認することができます。学習目標があまり身についていないようであれば、学習の方法などを見直すようにします。

さらに、学習目標を手がかりに自分がどのくらい成長できたのか、どのような能力を身につけたのかを学習者自身が自己評価することができます。自己評価によって学習者は、自分でさらに自律的に学習に取り組むことができます。

2. 学習目標の 3 つの領域

2.1 知識・技能・態度の学習目標

看護の仕事にあたるために必要なさまざまな能力に応じて、学習目標もさまざまあります。そうした学習目標を設定したり、見直したりするために、学習目標の領域に着目するとよいでしょう。

学習目標は、獲得を目指す能力の性質に応じて分類できます。最

も広く普及しているのは、「知識・技能・態度」の3領域に分けるものです。各領域で獲得の難しさに応じた段階も設けられています。獲得を目指す学習目標が3つの領域のどこに入るのか、さらにどの段階にあるのかがわかれば、適切な学習方法を判断しやすくなります。

2.2　知識に関する学習目標

1つめは「知識」に関する学習目標です。これは**認知領域**の学習目標と呼ばれます。**表1**の左の列にある「認知領域」を見てください。学習目標は6段階に区分されます。最も簡単なのは、ものの名前や治療方法を暗記するだけの「記憶」です。続いて、覚えた知識を自分なりに整理し解釈する「理解」、さらには、実際の場面で知識を使って問題解決を目指す「応用」というように、上にいくに従って複雑になっていきます。

2.3　技能に関する学習目標

2つめは「技能」に関する学習目標です。これは**精神運動領域**の学習目標と呼ばれます。適切に注射を行う、フィジカルアセスメントで呼吸音を聴取するなど、実際に自分の手で覚える技術に関わる課題がこの領域に含まれます。

表1の中央の列の「精神運動領域」を見てください。ここでは5段階に区分されています。最も簡単なのは「模倣」です。たとえば、注射のコツがわからない新人看護師は、最初は手本を模倣します。その後、練習や経験を積むことで、熟達度が上がっていきます。最終的に、特に意識しなくても正確な動作がとれる「自然化」の段階へと到達するのです。

2.4　態度に関する学習目標

3つめは「態度」に関する学習目標です。これは**情意領域**の学習目標と呼ばれることがあります。責任感をもって仕事に取り組むこ

表1　教育目標の分類学

レベル	認知領域	精神運動領域	情意領域
6	創　造		
5	評　価	自然化	個性化
4	分　析	分節化	組織化
3	応　用	精密化	価値づけ
2	理　解	巧妙化	反　応
1	記　憶	模　倣	受け入れ

出所：Anderson and Krathwohl (2001)

KEYWORD 24
認知領域
ブルーム（Bloom, S.）の学習目標の3分類の1つで、知識や思考に関わる学習目標です。認知領域の最初の段階は、ほかのレベルの土台となる「記憶」です。その上に、獲得した知識を用いて複雑な問題を理解するレベルから創造するレベルまでが設定されています。こうした細かなレベルの設定は、認知領域の学習を単なる知識の記憶にとどめず、より高い思考の段階へと到達してほしいという作成者の意図が表れたものといえるでしょう。

KEYWORD 25
精神運動領域
ブルーム（Bloom, S.）の学習目標の3分類の1つで、技能に関わる学習目標です。精神運動領域は、「模倣」から「自然化」までの5段階に分かれています。このレベルを上げるには、練習や経験を積むことが欠かせません。レベルが上がるにつれて、動作が安定し、早くなり、誤りも減っていき、最後にはほとんど無意識のうちに行うことが可能になります。

KEYWORD 26
情意領域
ブルーム（Bloom, S.）の学習目標の3分類の1つで、態度に関わる学習目標です。情意領域のレベルが上がるに従って、学習者は主体的に物事について考えたり取り組んだりするようになります。さらに情意領域は、学習者の価値観や人生哲学の形成にも関係します。「組織化」「個性化」の段階では、学習者は多様な考え方、価値観を比較検討し、自分の行動指針を作りあげることを目指します。

と、患者さんを熱心に指導することなどが含まれます。とりわけ、看護の対象となる患者さんの人権を尊重する、人の命を扱うことの責任感をもつといった倫理に関する観点は、情意領域の重要な学習目標になります。

情意領域については**表1**の右の列を見てください。最初の「受け入れ」は、自らというよりは指導者が必要と言う態度や考え方を受け入れようとする段階です。そこで気づいた内容を行動へとつなげていくのが「反応」です。その後、それらの態度や価値を次第に獲得し、自らのなかに取り込んでいくことで、行動が信念や一貫性をもった望ましい態度で行われるようになっていきます。

3. 学習目標をわかりやすく記述する

3.1 学習者の視点から検討する

学習目標の設定においては、まず組織の新人指導プログラムや協会のガイドラインに記された学習目標を点検、修正するとよいでしょう。そのときに多様な視点をもって検討するようにします。

まずは学習者の視点です。既存の学習目標をそのまま利用すると、臨床現場で必要とされる能力のうち、一般的に不足しているとみなされている内容になりがちです。学習の進度についても、平均的な看護師に合わせて想定されているでしょう。

しかし、実際には個々の学習者によって身につけている能力も学習の速さも異なります。そこで学習者1人1人の学習状況に合わせることが重要です。同じ1年目の新人看護師でも、理解が十分な内容、不安のある内容はさまざまです。学習者の理解や学習の様子を考慮した学習目標の設定が望ましいでしょう。

3.2 チームの視点から検討する

多くの病院では、特定の指導者だけでなく複数のスタッフが協力して分担する、チームによる指導が実施されています。にもかかわらず、指導者の間で特定の教育プログラムや研修に含まれる学習目標について共通理解がないことがあります。その結果、人によって指導が異なってしまって一貫性を欠き、学習者が混乱するかもしれません。

こうした事態を避けるため、チームの中で指導に携わるメンバーの間で打ち合わせなどを通じて学習目標を共有しましょう。単に学習目標の文言を確認するだけでなく、その具体的な内容や指導の方針を議論する場を設けることも大切です。指導におけるチームの見解を踏まえて、自分の担当する指導の学習目標に反映させましょう。

3.3 社会の視点から検討する

学習目標を考える上で、医療や福祉を取り巻く社会状況も無視できません。医療技術が進展し、かつては一般的だった治療方法が時代遅れとなる一方で、新たな手法や考え方が広く普及しています。さらに厚生労働省や看護協会、看護関連学会によって、ガイドラインなどが出され、看護師が身につけるべき知識・技能・態度についての到達目標が細かく示されることもあります。このような医療や福祉に関わる社会的な動向に注目しながら、各病院の教育担当者あるいは指導者は、既存の学習目標を点検・評価し、必要に応じて新しい内容へと修正しましょう。

3.4 学習目標を明確に記述する

学習目標は、誰にでも伝わるように明確に表現することが重要です。明確に記述するために、以下の3つの点に注意しましょう。

(1) 主語を学習者にする

「○○を教える」といった表現は指導者の目標になります。指導者を主語にしては、学習者がどのような能力を身につけることを目指すのかはっきりしません。学習者が到達すべき目標を理解し、具体的にイメージできるように、学習目標は学習者を主語にして書きましょう。

(2) 学習者の行動の形で表す

指導者から観察可能な行動として表現することで、習得を目指す能力が明確になり学習成果が確認しやすくなります。学習目標を観察可能な学習者の行動の形で示したものを**行動目標**と呼びます。**表2**のような動詞を用いることで行動目標として記述することができます。

(3) 条件や程度を設定する

条件や程度を設定することも有効です。たとえば「1人で安全面に注意しながら、5分以内に○○することができる」という目標は、「1人で安全面に注意しながら」という条件と「5分以内に」という程度が設定されており、学習者にとってどこまで到達すべきなのかが明確になります。

KEYWORD 27

行動目標

学習者の目標を観察可能な行動の形で書いたものを行動目標と呼びます。たとえば「○○の手順を正確に説明できる」「○○を実際に行うことができる」のように学習者の行動として記述すると、学習の成果を確認しやすくなります。

表2 学習目標の記述に使用される動詞の例

認知領域	定義する、識別する、列挙する、想起する、同定する、説明する、記述する、要約する、区別する、理由を述べる、例示する、解釈する、選択する、応用する、適用する、関連づける、分析する、比較する、分類する、見つけ出す、質問する、推測する、一般化する、構成する、計画する、配列する、総合する、アセスメントする、批評する、判断する
精神運動領域	模倣する、手順に基づいて実行する、工夫する、演示する、実施する、正確に実施する、時間内に実施する、操作する、調べる、把握する、聞きとる、測定する、持ち上げる、つなぐ、組み立てる、書く、手際よくやり遂げる
情意領域	認める、気づく、自発的に行動する、支持する、助ける、尊重する、寄与する、反応する、機会を求める、参加する、責任を負う、協調する、協力する、相談する、討論する、提案する、主張する、受容する、配慮する

出所：中井・服部（2018），p.45より作成

KEYWORD 28

RUMBA

学習目標が適切に設定できているかどうかを、自分で簡単に確認する際に用いられる項目です。目標表現の頭文字5つをとってRUMBA（ルンバ）と読まれています。現実的（Real）、理解可能（Understandable）、測定可能（Measurable）、行動的表現（Behavioral）、到達可能（Achievable）の5つの項目です。

3.5 RUMBAで学習目標をチェックする

学習目標が適切に設定されているかどうかを確認する際、広く使われているのがRUMBA（ルンバ）というチェック項目です。これは看護計画における目標設定でも知られています。RUMBAの各項目は、目標設定理論や学習目標の明確化とも合致した内容になっています。具体的で明確な学習目標を設定する場合、次の5つの観点で検討してみましょう。

チェックリスト

学習目標を明確にするRUMBA

- ☐ Real（現実的）：目標を達成することが学習者のニーズに対応しているか
- ☐ Understandable（理解可能）：目標がしっかり伝わるようにわかりやすく書かれているか
- ☐ Measurable（測定可能）：評価基準がはっきりしており、観察可能か
- ☐ Behavioral（行動的表現）：学習者の行動を表す行動目標で書かれているか
- ☐ Achievable（到達可能）：学習者が達成可能なものか

4. 学習の手順を設計する

4.1 学習目標を下位目標に分ける

学習目標が明確に定まれば、その達成に向けて何をどのように学習するかを具体化していきます。その過程でまず必要なのは、学習目標の達成に必要な知識や技術は何なのかをより細かく洗い出すことです。たとえば、「インスリン注射ができる」という学習目標を考えてみましょう。学習者は、①「糖尿病の病態生理を理解する」

②「薬品について理解する」③「注射の手法を身につける」などの目標を段階的に達成していくべきでしょう。このように、最終的な学習目標の到達に至るための、より具体的で小さな目標のことを下位目標と呼びます。

最終的な学習目標に到達するための下位目標を明らかにし、そうした下位目標をどのような順番で教育するのかを決めることを、**課題分析**と呼びます。課題分析をするときのポイントは、期待される最終的な学習成果からさかのぼることです。つまり、最初に新人看護師に身につけてもらいたい学習目標を決め、そこから下位目標を決めていきます。上の注射の例であれば、最初に「インスリン注射ができる」という学習目標を決め、その後、そのために必要な①～③の下位目標を決めます。

KEYWORD 29
課題分析
新しい内容を教えるとき、教えたい内容を細かなステップに分けて教える行動を具体的に決めるための方法です。課題分析から学習者の行動を観察すると、学習者は何ができて何ができていないのか、何を教えるべきで何を教えなくてもいいのかが明確になります。

4.2 下位目標を要素に分ける

下位目標のなかには、いくつもの要素があります。「インスリン注射」を例に挙げると、上述のように3つの下位目標があります。それらを構成する要素を書き出してみましょう。

図1のように下位目標①～③のなかには、それぞれを構成する要素が含まれています。これらの要素を学習者が身につけられるよう指導します。

4.3 学習はスモールステップで

要素に分類したことで指導すべき内容はわかりました。とはいえ、下位目標の③「注射の手法を身につける」を、一度の研修あるいは数日の指導で達成させることができるでしょうか。「インスリンの準備（キャップを外す、消毒する、針をつける）」「注射部位の選択」「皮下注射の実施方法」など、身につけなければならないポイントが多く含まれており、これらすべてをまとめて身につけさせようとしても難しいでしょう。

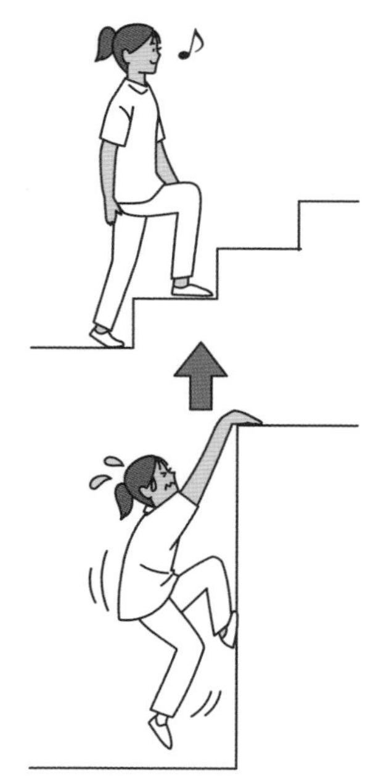

そこで、目標達成までのプロセスを細かく分類し、1つ1つ身につけていくように学習を設計します。

図1の下位目標③「注射の手法を身につける」のⅰ「注射の手順」を見てみましょう。その手順を書き出すと、たとえば**表3**のようになります。

このように、手順に従って注射をするだけでも、多くのステップが考えられます。この①から⑨を一度に指導するのでは、ついてこられない新人看護師が出てきてしまうかもしれません。そこで「今日は①～③を重点的に扱います」「今日は⑧を練習しましょう」の

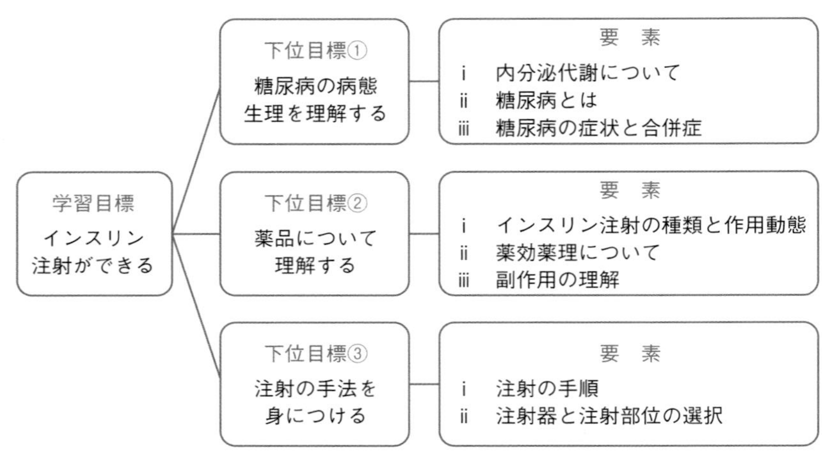

図1 インスリン注射の要素

表3「インスリン注射の手順」の内容

学習目標	**インスリン注射ができる**
手順①	医師の指示の確認
手順②	指示されたインスリン、針、消毒綿、血糖測定器の準備
手順③	血糖値の測定および測定値の判断
手順④	測定結果の報告・指示確認
手順⑤	インスリンの準備（キャップを外す、消毒する、針をつける）
手順⑥	空打ち・指示された量のセット
手順⑦	2者（自分ともう1人）確認（指示書の確認）
手順⑧	注射部位の選択・消毒、インスリン注射の実施
手順⑨	注射後の片づけ

ように、1つずつ順番に学習させ、最終的にすべてできるように指導します。

大きな目標（上の例では「インスリン注射ができる」）を複数の小さな目標に分け（手順①から⑨）、1つずつクリアさせていくことで着実に学ぶことができます。こうした考え方を**スモールステップの原理**と呼びます。

KEYWORD 30
スモールステップの原理
1950年代、心理学者のスキナー（Skinner, B.）によって提唱されたプログラム学習に取り入れられている原理のうちの1つです。学習の到達目標に至るまでの過程を細かく分け、1つ1つの積み重ねによって達成するという原理です。前段階と次段階の難易度がそれほど変わらないようにすることで絶対的な失敗を防ぎ、学習者が興味を失わないような働きがあります。

4.4　指導の無理や無駄をなくす

図1のような「学習目標→下位目標→要素」の設計図を厳密に書こうとすると、多くの時間が必要になります。完璧な設計図を書こうとせず、下書きのつもりで、おおよそのイメージをつかむ程度に書くとよいでしょう。

教育の設計図を書く作業を通して、学習内容を調整できます。「学習の量が多すぎる」「すでに身についている」「それほど重要でない」と感じる要素があれば削りましょう。**表3**でみれば、たとえば①、②、⑨はカットし、それ以外の手順（小さな目標）だけ学ぶというような調整が考えられます。

逆に、「各手順の間に飛躍があって学習者にとってわかりにくい」「学習目標を達成するための要素が足りない」と思えば、新たな学習内容をつけ加えましょう。

このように、学習内容の無駄を省いたり無理な飛躍を防ぐためにも、手順を設計することには大きな意味があります。

column インストラクショナルデザイン

あなたがある教育をゼロから準備することになったとしたら、どのような手順で組み立てますか。「ある書籍を手に入れてその通りに組み立てた」「手元にあった関係のありそうな映像を手がかりにした」などの経験はありませんか。筆者もこうした手法で授業を準備したことがあります。ただしその場合、本をなぞっているだけになったり映像に引っ張られてしまって、どうもうまくいっていない気分になったりします。

そこで参考になるのが、インストラクショナルデザインという考え方です。これはアメリカで発展した授業開発・実施の方法です。具体的には、教育効果が高いプログラムをつくるには、「分析（Analyse）→設計（Design）→開発（Develop）→実施（Implement）→評価（Evaluate）」の順番で進めるとよいとされています。これは各手順の頭文字をとってADDIEモデルと呼ばれます。本章で扱った目標の設定と学習手順の設計は、「分析」「設計」の段階にあてはまります。インストラクショナルデザインは教育を行うなかで取り組むべき作業とその順番を体系化しているので、それを手がかりにすることで効果的な教育を実施できます。

とはいえ、常にこのモデルに従う必要はありません。たとえば最初から取り組む課題が決まっていれば、課題分析をする必要はありません。さらに、インストラクショナルデザインの手法を使うだけでうまくいくと考えるのも危険です。実際の教育では学習目標とは違う予想外の学びが起きるかもしれません。

重要なのはインストラクショナルデザインを参考にしつつ、自分なりに教育の設計を行うためのモデルをつくることではないでしょうか。

KEYWORD 31

インストラクショナルデザイン

効果的かつ効率的な教育を実施するための方法論です。学校教育、企業における研修、オンライン学習など、多岐にわたる教育環境で利用されています。インストラクショナルデザインの理論やモデルを活用する専門家はインストラクショナルデザイナーと呼ばれます。

本章のまとめ

1. 効果的に学ぶためには、最初に学習目標を決めましょう。
2. 学習目標は、大きく知識・技能・態度に関する目標に分けられます。
3. まずは組織が示す学習目標を把握して、それを学習者、チーム、社会状況の視点から検討し、明確な表現で書き直しましょう。
4. 最終的な学習目標に到達するための下位目標を明らかにし、その学習手順を決める課題分析を行うようにしましょう。

ワーク

1. 新人看護師が1年目に身につける能力を知識・技能・態度の3領域に分けてみましょう。
2. 新人看護師にとって習得が難しい課題を1つ取り上げ、スモールステップの原理に従い、細かい手順に書き直してみましょう。
3. あなたの職場に配属された新人看護師の江藤さんの指導を担当することになりました。江藤さんの最初の1カ月の学習目標を設定してみましょう。

推薦図書

『いちばんやさしい教える技術』
向後千春／永岡書店（2012）

講師の心構え、声のかけ方など、「教えること」の基本がわかりやすくまとめられた書籍です。ブルームの学習目標の3分類と、それぞれに応じた学習方法について、わかりやすく説明しています。

『スタッフのやる気を引き出す 目標管理の実践・評価ワークブック（第2版）』
原 玲子／日本看護協会出版会（2018）

病棟（部署）目標の立て方、スタッフの目標設定と動機づけ支援、目標の評価方法などについて、ワークを交えてわかりやすく説明しています。各項目の練習問題に取り組みながら学習することによって、実際の目標設定にもつながっていくでしょう。

『授業設計と教育評価』（看護教育実践シリーズ2）
中井俊樹、服部律子編／医学書院（2018）

看護教育における授業設計と教育評価についてまとめられた書籍です。看護教員向けに書かれていますが、事例をもとに学習目標を設定する方法や学習目標に沿って評価する方法が解説されています。

第5章 教育評価の方法

学習はどのように評価できるのでしょうか。本章では、教育評価の理論について理解を深め、現場で役立つ評価の具体的な方法を身につけます。

1. 評価という活動を理解する

1.1 評価は難しい

指導者にとって、学習者が学習内容をどれだけ身につけたかを適切に評価することが重要だということは、言うまでもないでしょう。個々の学習者が到達目標にどの程度達しているのかを把握するとともに、今後どのような学習を進めるべきかを学習者に示すことは、指導者の大切な役割です。また、学習の成果を評価することによって、自分の指導が適切であったのかどうかもわかります。

評価という活動は多様な側面をもっています。それだけに評価を難しいと考えている指導者も多いようです。評価に関する指導者の悩みには下記のようなものがあります。

- 学習者が正しく理解しているのか判断しづらい
- ほかの指導者の評価結果と異なることがあり、自分の評価が正しいのか不安になる
- よくできるほかの学習者と比較して厳しい評価をしてしまう
- 厳しい評価をすると落ち込んでしまうのではないかと心配になる
- 自分と相性が合わない学習者については低く評価してしまう
- 成長の速度の個人差をどのように考えたらよいのかわからない
- 自分の教え方が悪いのか、学習者の学び方が悪いのかわからない

1.2 評価の構成要素

評価という活動は、評価目的、評価主体、評価対象、評価基準、評価方法の5つの要素から構成されます（中井、2010）。評価を実施するには、何のために、誰が、何を、どのような尺度を使って、どのような方法で行うのかを決めることが求められます。

(1) 評価目的

何のために評価を行うかです。教育の評価は、必ずしも個々の学習者の学習の達成度の判定のみを目的としません。学習者がすでに身につけている知識を確認したり、指導計画を見直したりすることも目的になります。

(2) 評価主体

誰が評価を行うかです。指導者以外にはありえないと考えるかもしれませんが、実際にはほかの専門家と共同で評価の作業を行ったり、学習者自身や学習者相互に評価をさせたりする場合もあります。

(3) 評価対象

何を評価するかです。理解したかどうかを評価する場合もあれば、それが実際にできるのかどうかを評価する場合もあります。また、学習者の態度面を評価しなければならない場合もあるでしょう。

(4) 評価基準

どのような尺度で評価を行うかです。学習者に示す評価結果の根拠となるものであり、設定された学習目標に対する到達の程度や、学習者の集団のなかでの相対的な位置などが使用されます。

(5) 評価方法

どのように評価のためのデータを収集するかです。実演、観察、対話、レポートなどさまざまな評価方法があり、評価目的や評価基準によって適切な方法を選択します。

1.3 優れた評価の条件

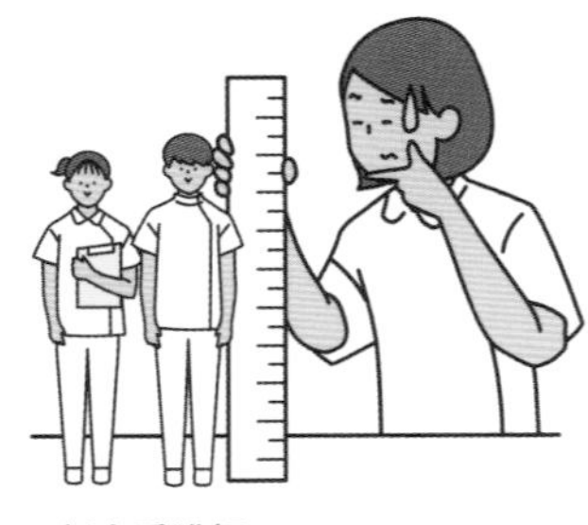
新人看護師

評価を進める上でまず重要なのは、評価目的を明確にすることです。そして、評価の目的に対応する形で、評価主体、評価対象、評価基準、評価方法が明確になっていることが重要です。

また、優れた評価の条件として、妥当性、信頼性、効率性が指摘されることもあります。妥当性とは、学習の到達度を測定するのに、その評価方法が適切であることです。信頼性とは、同じ評価方法を繰り返し行っても同じような結果が得られることです。効率性とは、評価が容易で時間的にも経済的にも無理がないことです。妥当性や信頼性を重視しすぎると、時間や経費などの負担が大きくなる場合もあります。目的に応じて簡素な形で評価するという効率性も大事にしましょう。

2. さまざまな評価を使い分ける

2.1 診断的評価、形成的評価、総括的評価

評価は、指導が終わった後に学習者をある基準に沿って序列化することだけではありません。指導を計画したり、学習者が学習をさらに進めるためのフィードバックを与えたりすることも、評価の重要な役割です。評価を行う場面の違いによって、評価は**診断的評価**、

KEYWORD 32

診断的評価

指導する前に、学習者の現状や状態を把握し、学習者に最適な指導方法を準備するための評価です。前提となる知識・技能・態度が身についているかどうかを評価する事前テストや、日常の観察による評価などがあります。

形成的評価、総括的評価の3つに分類されます。

(1) 診断的評価

指導を行う前に実施し、その時点での学習者の能力や**レディネス**を把握するための評価です。指導者は、この情報をもとに指導の計画を立てることができます。

(2) 形成的評価

指導の途中に行われるもので、学習目標に沿った成果が得られているかについて把握し、それ以降の指導に活用するための評価です。

(3) 総括的評価

一定の指導が終了した際に実施し、学習を全体として把握するための評価です。期待される学習目標に到達したかどうかを明らかにします。

2.2　絶対評価、相対評価、個人内評価

どのような基準で評価を行うかという観点で、**絶対評価**、**相対評価**、**個人内評価**という3つの異なる評価があります。場面に応じて3つの評価を効果的に活用しましょう。

(1) 絶対評価

設定された学習目標に照らして、学習者の到達度を評価する方法です。学習目標への到達度によって評価するため、学習者全員が合格に値する水準に達したと判断すれば、全員に合格の評価を与えることもできます。一方で、合格の水準まで達成した学習者がいないと判断すれば、誰にも合格点が与えられないということになります。

(2) 相対評価

集団のなかでの相対的な位置によって評価する方法です。たとえば、「新人看護師全体のなかで最も優れています」「同期の平均的な水準よりは低いです」といった評価です。しかし、優れた学習成果を示す学習者が多数存在していた場合は、一定の学習成果があっても高く評価することができなくなります。

(3) 個人内評価

個人の特性や能力を基準として、その成長度合いによって評価する方法です。「先週できなかったのにできるようになりましたね」「知識についてはまだ課題がありますが、実技はよくできています」といったように個人の努力や成長を前向きに評価することができます。

KEYWORD 33

形成的評価

指導の途中で軌道を修正したり、学習者の理解度を確認したりするための評価です。指導者は、評価結果をもとに指導計画や指導方法を見直すことができます。また、評価結果を学習者にフィードバックすることで、学習者の学習方法を改善することにも活用されます。

KEYWORD 34

総括的評価

一定の指導の終わりに行う、学習者の到達度を明らかにするための評価です。学習者の成績評価や修了認定に用いられます。また、指導の全体計画や実施方法の見直しにも活用できます。

KEYWORD 35

レディネス

ある学習が成立するための学習者の成熟や経験、心身の準備状況です。レディネスを規定する主な要因として、成熟、過去の学習経験、教授法や教材などの指導方法などがあります。

KEYWORD 36

絶対評価

個人の学習の達成度を、他者と比較することなく、具体化された学習目標に照らして行う評価です。到達すべき目標に対してどこまで到達できたかで評価する到達度評価と、指導者の頭の中にある望ましい成果に照らし合わせて評価する認定評価があります。

KEYWORD 37

相対評価

個人の能力や成績を集団内のほかの学習者と比較し、その相対的な位置によって評価する方法です。評価基準を定めることが難しい観点や領域での評価に適しています。

KEYWORD 38

個人内評価

個人の能力や学習成果を、本人の過去の状況やほかの領域の能力、学習成果などと比較して評価する方法です。評価基準を個人のなかに設定するため、個人がどれほど成長しているのかが明確になります。できなかったことができるようになったことを認めたり、知識面では課題はあるが技術面ではよくできていることを認めたりすることができます。

2.3 さまざまな評価方法

教育評価には、さまざまな評価方法があります。評価目的と評価対象に合わせて適切な評価方法を選ぶ必要があります。個別指導なのか、それとも集合研修なのかによって、適切な評価方法は異なります。同様に、評価対象が知識なのか、技能なのか、それとも態度なのかによっても、適切な評価方法は異なります。さらに、時間や費用などの制約条件のなかで実行可能かどうかも確認すべきでしょう。以下に、主な評価方法を挙げます。

(1) 実演による評価

頭のなかで理解はしていても実際にはできないということは少なくありません。技能習得を目標とする指導の場合には、学習者に実演させて評価する方法が有効です。評価の観点を示すチェックリストを作成しておくと効果的です。

(2) 観察を通しての評価

学習者と同じ職場で働いているなら、評価の時間を特別に設定しなくてもよい場合もあります。仕事のなかで学習内容を活用する場面があれば、学習者が学習内容を身につけているのかを観察することで評価できます。

(3) 面接による評価

面接して学習者と対話する時間が確保できるのであれば、対話を通して学習内容に対する理解や考え方を確認することができます。学習内容だけでなく、学習者の答え方からも評価につながる情報を得ることができます。

(4) 筆記テストによる評価

筆記テストは知識の習得の程度を確認しやすいため、学校や資格試験などにおいて活用される方法です。一方で、職場のなかにおいては、eラーニングのテスト機能を活用するなど実施の工夫が必要です。

(5) 成果物による評価

学習者の成果物によって評価する方法です。学校ではレポートを書いたり作品を作ったりする課題があります。グループで成果物を作成する場合もあります。職場においても、計画、記録、報告書、ポスターなどの成果物によって評価することができます。

(6) ポートフォリオによる評価

学習のプロセスを含めた評価としてポートフォリオ評価が注目されています。ポートフォリオ評価とは、学習者が学習のプロセスで作成した記録物や成果物などを蓄積して、学習の足跡の全体像を捉えようとする評価です。

KEYWORD 39

ポートフォリオ評価

学習者が学習のプロセスで作成したメモ、ワークシート、論文、作品、テストなどを蓄積して、学習の足跡の全体像を捉えようとする評価です。ポートフォリオとはもともと入れ物や容器のことを指します。

column こころはだれにも見えないけれど

「こころ」はだれにも見えないけれど
「こころづかい」は見える
「思い」は見えないけれど
「思いやり」はだれにでも見える

公共広告を行うACジャパンが作成した映像や広告を通して、この文章を覚えている人も多いのではないでしょうか。宮澤章二が中学生に向けて書いた詩をもとに作成されたものです（宮澤、2010）。

この内容は、学習者の態度面の評価を考える際にも示唆を与えてくれます。つまり、人の態度は直接的に評価することはできませんが、それが自然と行動として現れると評価することができるということです。

学習者の態度面の評価が難しいという指導者の声を聞きます。確かに態度面は、学校教育においても評価が難しい領域であり、ときには専門家の間でも論争になります。しかし、難しいからといって態度面の評価をしなくてよいということにはなりません。看護師の成長において、態度面を無視することはできません。まずは、望ましい態度とはどのような行動になって現れるのかを考え、それが学習者のなかで行動になっているのかを観察することから始めましょう。

人は望ましい態度を心の中でもっていても、なかなか行動に移すことは難しいものです。望ましい態度は、自然に行動になって現れてこそ意味があることを学習者に伝えることも重要です。

3. 評価の効果を高める

3.1 評価基準を明確にする

評価の効果を高めるために第一にすべきことは、評価基準を明確にすることです。評価の基準が不明確であると学習者は戸惑います。ある先輩看護師からは学習内容を十分に身につけていると言われ、別の先輩看護師からは不十分だと言われた場合、学習者は混乱してしまいます。評価の基準がわからないままでは学習者は低い評価を下した先輩看護師に対し、自分のことを嫌いなのではと考えてしまうかもしれません。

評価基準は学習目標を反映したものであり、指導を始めるときに学習者に伝えるべきものです。つまり、どのような状況になったら学習目標を達成したといえるのかを、学習者が理解する必要があります。そのためには、実際に見本として実演したり、チェックリストを作成して提示したりする工夫が必要です。見本やチェックリストを示すことで、学習者自身でも到達度を確認することができ、改善すべき点が明らかになります。

3.2 すぐにフィードバックを与える

自分がどこまで学習目標に近づいているのかを確認することは、学習者がその後の学習を進める上で貴重な情報になります。また同時に、指導者にとっても指導の進め方を確認するよい機会となります。

学習者が学習目標に到達するには、フィードバックが重要です。フィードバックとは、学習者の行動を観察して評価結果を返すことです。フィードバックは、形成的評価の１つの形です。「できているね」や「今のはできていなかったね」といった言葉も簡単なフィードバックといえます。また、「正確にできていたけど、もう少し素早くできるといいね」といったように、改善点を示すことも行われます。さらに、学習者が無意識に行動を行っていることもあるので、「さっき、あなたが○○していたことを覚えてる？」と無意識だった行動を意識してもらうように伝えることも有効です。

フィードバックは、直後に与えると効果的です。これを**即時フィードバックの原理**といいます。何をしたのかすっかり忘れた頃にフィードバックを与えられても、十分な効果は期待できません。看護の現場では、教育より看護を優先しなくてはならないときもありますが、可能な範囲で早めにフィードバックを与えましょう。

KEYWORD 40

即時フィードバックの原理

学習者の反応に対してその正誤をすぐに教えることが学習にとって有効であるということを示したものです。心理学者のスキナー（Skinner, B.）によって提唱されたプログラム学習に取り入れられている原理の１つです。裏返すと瞬時に答えがわかる単語カードは、この原理を利用したものです。

3.3 長期的な学習成果を測定する

指導者として、長期的に学習者の成長を見守ることは大事なことです。たとえば、習得した直後には実際にうまくできていた技術を、ある程度時間が経ったら使わなくなってしまったということもあるでしょう。また、満足して終えた研修で学んだことを現場で活用している気配がないこともあるでしょう。学習は長期的に評価することも必要です。

学習を長期的に評価する際に役立つのが、**カークパトリックの4段階評価法**です（**表1**）。この評価方法の特徴は、4つのレベルの評価を設定し、時間の経過に合わせた適切な評価をすることを示していることです。特に研修の評価に活用されます。

KEYWORD 41
カークパトリックの4段階評価法
人材育成研究者のカークパトリック（Kirkpatrick, D.）が、研修の効果を測定するために開発したモデルです。民間や公共部門の研修評価で最も広く使用されています。学習者の満足度を測る「反応」、理解度を測るための「学習」、学習者の行動の変化を図るための「行動」、組織に対する学習成果を測る「業績」という4つのレベルから評価します。

レベル1は、学習者の反応を評価するものであり、指導や研修に対して満足したかどうかを確認するものです。研修であれば、終了後のアンケートがこの段階の評価方法の例になります。レベル2は、学習者の学習を評価するものであり、扱った内容を理解したかを確認するものです。学習目標に合わせたテストの実施が、この段階の評価方法の例になります。この2つのレベルの評価は、指導や研修の直後に行うことができます。

レベル3は、学習者の行動を評価するものであり、扱った内容を実践において活用できたかを確認するものです。これは指導や研修の終了後3〜6カ月を目安に、学習者の職場で行われるものです。指導者が学習者の行動を直接観察できない場合には、学習者の上司に、教育内容が学習者の行動に反映されているかどうかを確認する必要があります。

レベル4は、業績を評価するものであり、扱った内容が組織の活動に貢献したかを確認するものです。学習者が学習を通して身につ

表1 カークパトリックの4段階評価法

レベル1	反応	教育活動に対して満足したか
レベル2	学習	教育活動で扱った内容を理解したか
レベル3	行動	教育活動で扱った内容を実務において活用できたか
レベル4	業績	教育活動で扱った内容が組織の業績に貢献したのか

出所：Kirkpatrick & Kirkpatrick（2006），pp.21-26より作成

けた知識・技能・態度を職場で活用することによって、向上した組織の成果を評価しようとするものです。しかし、実際には組織の業績が向上したとしても、それが特定の指導や研修の貢献によるものであると判断するのは容易ではありません。

レベル3やレベル4の評価は、組織の管理者から期待される評価です。短期の研修では必要ない場合もありますが、長期の研修や高い費用を要する研修においては、この視点の評価は重要になるでしょう。

3.4 学習者自身が評価する

学習者を評価するのは、指導者だけではありません。学習者自身が評価することを**自己評価**といいます。自己評価の目的は、自らの学習成果を振り返り、次の思考や行動に活かしていくことです。多くの成人学習者は学習の計画や評価に関わりたいと考えています。また、自分のことは自分が一番厳しくみることができるという側面もあります。

学習者同士で評価をする**相互評価**という方法も有効です。ほかの学習者の学習成果を評価すること、またほかの学習者から自分の学習を評価してもらうことで、新たな気づきを得ることができます。

自己評価や相互評価のように学習者自身に評価させることは、学習者を学習に主体的に関わらせることにつながるとともに、指導者の評価に費やす労力を抑えることもできます。

自己評価や相互評価を効果的な活動にするためには、評価基準を明確にして伝える必要があります。また、自己評価や相互評価はやらせっぱなしにならないよう、指導者は結果を一緒に確認しましょう。

KEYWORD 42

自己評価

学習者が自分で学習を評価することです。学習者が、自己評価を通して自分の成果を振り返り、学習経験を次の行為に活用するために行われます。学習者が自分の学習状況を日常的に点検できる能力を身につけている必要があります。

KEYWORD 43

相互評価

学習者同士が学習成果や行動について互いに評価し合う評価法です。学習者自身が、相互評価をもとに、自分の学習や行動を修正していくことに意味があります。学習者同士の良好な人間関係、学習者と指導者との間の信頼関係、相互評価の意義の理解が求められます。

4. 自分自身の指導を評価する

4.1 学習者検証の原理を理解する

「自分はうまく教えているはずなのに、学習者は理解してくれない」「役に立つ知識を紹介しているのに、学習者は関心をもとうともしない」という指導者の声を聞くことがあります。学習者の学習がうまくいったら指導者のおかげだと考えるが、学習者の学習がうまくいかなければ学習者の責任と考えてしまう傾向があるのかもしれません。

指導が効果的であるかどうかは学習者の成果によって検証されるという考え方があります。それは、**学習者検証の原則**と呼ばれます。

KEYWORD 44

学習者検証の原則

指導は学習者が学習目標にどれだけ達したかによって評価されるという考え方です。この考え方を踏まえるならば、優れた指導だと考えられるものでも、学習者にその効果が認められなければ十分ではないということになります。本来は教材の評価について用いられた原則ですが、指導の活動にも当てはめることができます。

column できない学習者と判断する前に

複数の看護師の指導を担当した経験があると、あの看護師はできる、あの看護師はできないと評価してしまうことはないでしょうか。できる看護師とできない看護師に分けることは、あまり生産的ではありません。学習成果の差には別の見方があります。それは、必要な時間を費やした看護師と必要な時間を費やしていない看護師をみる方法です。学習者が必要な時間を費やしたかどうかという観点から捉えたモデルとして、キャロルの時間モデルがあります。下記の式で表わされることもあります。

$$\text{学習達成度} = \frac{\text{学習に費やされた時間}}{\text{学習に必要な時間}}$$

自分に必要な時間を費やせば、ほとんどの人は学習課題を達成することができるという考え方です。一人前の看護師に必要な知識と技能も、おそらく免許を取得した看護師であれば、必要な時間を費やせば習得することができるでしょう。ただし、学習に必要な時間は個人によって異なります。短い学習時間で習得できる看護師もいれば、長い学習時間が必要な看護師もいます。また、知識を覚えるのには時間がかかっても、技術を覚えるのは速いといったように、個人のなかでも学習内容によって必要となる時間が異なる場合もあります。したがって、指導者は学習者の学習速度に配慮する必要があります。学習成果の差は能力差ではなく時間差であると考えると、指導者の工夫の余地が生まれるのです。

この考え方に立てば、学習者に学習意欲が低い場合でも、どのようにしたら興味関心を高めることができるのかを考えて指導することが求められるといえるでしょう。指導者は自分自身の指導を評価する際に、第一に学習者の学習成果を考えるようにしましょう。

4.2　学習成果を常に確認する

指導者が自分の教育能力を向上させることは特別難しいことではありません。指導者はさまざまな指導を行っているので、改善のための材料は、その気になればいくらでも手に入ります。あとは、その材料をうまく収集し、分析や考察を加えた上で新しいやり方を考え、それを試してみればよいのです。

学習者が自分の教えた内容をどのくらい理解してくれているかは、指導者が学習者について知るべき最も重要な情報の1つです。常に学習者の理解度を確認することを心がけましょう。学習者の仕事ぶりを観察できる場合は、そこからさまざまな情報を得ることができるでしょう。また、仕事ぶりを観察できない場合でも、その上司などに学習の効果を聞くことができます。また、多人数を対象とした集合研修などの場合は、自分自身の今後の指導の改善に役立つアン

KEYWORD 45

キャロルの時間モデル

学習到達度は、学習者の目標達成に必要な時間に対して、実際にどれだけ学習に時間を使ったかの割合で表現できることを示したものです。心理学者キャロル (Carroll, J.) が提示したモデルです。成績の差が個々の学習者の能力ではなく学習時間に起因すると説明しました。

ケートをとるという方法も有効です。

4.3 認知バイアスに注意する

人が評価をする際には無意識に偏りをもってしまうことが知られています。このことを**認知バイアス**といいます。代表的な認知バイアスとして、**ステレオタイプ**、**ハロー効果**、**対比誤差**があります。評価をする際にそのような認知バイアスに影響されないように、客観的な評価基準を定めるなどの工夫が求められます。

(1) ステレオタイプ

ステレオタイプは、性別や年齢などの集団に対して無意識にもってしまう先入観です。「男性は理系に強いが、コミュニケーション能力が低い」などのステレオタイプを指導者がもってしまうと、正しく評価することができなくなるだけでなく、学習者に対して不適切な対応をとってしまう恐れがあります。

(2) ハロー効果

ハロー効果とは、ある対象を評価するときに、目立ちやすい特徴に引きずられて、ほかの評価をゆがめてしまう現象です。「この新人看護師はあいさつが気持ちよいので、技術もきちんと身についているに違いない」「この新人看護師は派手な服装をしているので、十分な知識を身につけていないだろう」と考えてしまう傾向があります。

(3) 対比誤差

対比誤差とは、評価者自身を基準にして学習者を評価することで偏りをもってしまう現象です。そのため、指導者が得意な領域については厳しく評価をしてしまったり、学習者の多様な考え方が認められなかったりすることがあります。

KEYWORD 46

認知バイアス

さまざまな偏ったものの見方を総称した言葉です。先入観や固定観念、思い込みなどによって実際とは異なった認識をしてしまうことを指しています。論理学や認知科学、心理学などの領域でさまざまな事例が指摘されています。

KEYWORD 47

ステレオタイプ

個人の特性を無視して、その人の属する集団やカテゴリーにあてはめた判断を行ってしまうことを指します。たとえば、血液型によって性格の傾向を判断するのはステレオタイプの代表的な事例です。その人に対する正確な認識や判断を誤らせる認知バイアスとして知られています。

KEYWORD 48

ハロー効果

ある対象を評価するときに顕著な特徴に引きずられてほかの特徴についての評価がゆがめられる現象です。心理学者ソーンダイク（Thorndike, E.）によって明らかにされた心理的効果であり、後光効果や光背効果と呼ばれることもあります。

KEYWORD 49

対比誤差

評価を行う人が自分自身を基準としてしまうことで生じる認知バイアスの1つです。評価者が得意なことは厳しく、逆に苦手なことは甘く評価してしまう傾向を指します。

本章のまとめ

1. 教育評価は、評価目的、評価主体、評価対象、評価基準、評価方法の５つの要素から構成されます。
2. さまざまな評価のなかから、目的、基準、方法など最も適した評価を選べるようになりましょう。
3. 評価の効果を高めるために、評価基準の明確化、即時フィードバック、長期的な学習効果の測定、学習者自身の自己評価を活用しましょう。
4. 指導者として、自分自身の指導の評価も忘れないようにしましょう。

ワーク

1. 新人看護師に対してバイタルサインの測定と解釈の方法を指導する際に、診断的評価、形成的評価、総括的評価の３つの評価をどのように取り入れたらよいでしょうか。
2. 知識面、技能面、態度面の学習を評価する際に、それぞれに適した評価方法とはどのようなものでしょうか。
3. 新人看護師の岡田さんは、職場で必要とされる看護技術を自分では十分に習得していると考えています。しかし、あなたからは不十分な点がみえます。岡田さんに改善すべき点に気づいてもらうには、どのようにすればよいでしょうか。

／ 推薦図書 ／

『看護学教育評価の基礎と実際（第２版）』
田島桂子／医学書院（2009）

看護教育における教育評価の方法がまとめられています。看護師の養成段階の評価が中心になりますが、看護の現場の具体的な事例が含まれているので、活用を想定しながら読むことができます。

『ポートフォリオ評価法入門』
高浦勝義／明治図書出版（2000）

ポートフォリオ評価の特徴と具体的な方法がまとめられています。標準化されたテストによる評価に代わって、なぜポートフォリオ評価が着目されるようになったのかが理解できます。

『フィードバック入門――耳の痛いことを伝えて部下と職場を立て直す技術』
中原淳／PHP研究所（2017）

部下へのフィードバックについて基礎理論と実践方法がまとめられた新書です。人材育成において適切で受け入れられるフィードバックとはどのようにしたらよいのかが理解できます。

第6章 教育観の形成

本章では、指導に対する信念、持論、規範意識といったものを教育観と捉え、その明確化の意義と方法について学習します。教育観は、指導者が自身の指導を高めていく上で大切な意味をもっています。さらに、学習者が仕事や組織に対する理念を形成するために、指導者として行うことのできる支援について理解します。

1. 教育観をもって指導する

1.1 教育観とは何か

みなさんにとって理想的な指導者とはどのような人でしょうか。豊富な知識や経験をもっている指導者でしょうか。学習者に寄り添いながら導いていくような指導者でしょうか。この質問への答えは人によって異なるでしょう。指導者は誰しも教育や指導について**教育観**といわれる持論や信念をもっています。指導者にとって教育観は、指導の方法や学習者への対応など指導の実践を支える原理だといえます。

教育観はさまざまな要素から構成されています。たとえば、指導方針があります。知識の説明に重きを置く指導方針もあれば、学習者の実践に重きを置く指導方針もあります。また、「学習者は負荷をかけても乗り越えるはずだ」「学習者にはできることを確実に積み上げて自信をつけてもらおう」といった学習者に対する認識も教育観の1つでしょう。

さらに**倫理**も重要な教育観の要素です。倫理とは人と人の間における、やるべきこととやってはならないことといった行動の規範を指します。学習者の属性や背景を尊重するというのは代表的な例でしょう。**倫理綱領**として明文化される倫理もありますが、指導者は行動の規範として、自身の内面にも倫理を意識することが大切です。

教育観は指導の実践を支えるほかに、よりよい指導に向けて自身を励ますものともなります。指導がうまくいくかどうかは、状況によって常に変化するものです。どれだけ準備をしてもうまくいかない状況も多くあるでしょう。そういったなかで教育観は、自分の考える理想的な指導に向けて、指導方法を模索したり自分の指導を振り返ったりすることに役立ちます。指導者としての活動を発展的に継続する上で教育観は重要です。

KEYWORD 50

教育観

教育に対する信念や持論であり、教育哲学と称されることもあります。代表的な類型に、特定の分野の知識体系を継承することを重視する本質主義と、学習者の経験を重視する経験主義の2つがあります。

KEYWORD 51

倫理

人として守るべき規範のことです。法令などで明確に定められているものから、社会通念や個人に内面化された行動原理までも含まれます。行動の適否を動機から判断する義務論や行動の結果から判断する功利主義などが伝統的な説です。

KEYWORD 52

倫理綱領

専門職などにおいて行動の指針となる価値観を明文化したものです。看護師には「看護職の倫理綱領」が定められています。行動を振り返る観点として参照されたり、社会に対して自分たちの責任の範囲を明確に示したりする役割があります。

1.2　経験と振り返りから形成される

教育観を形成するのは経験とそれに対する振り返りです。生まれてから今日に至るまでにその人が家庭、学校や養成機関、職場などで受けてきた教育、あるいはその人自身が行ってきた教育の経験が教育観を形成する主要な資源となります。もちろん、広く私生活や仕事での経験全体も影響を及ぼしています。

ただ、自分の経験だけで教育観を形成してしまうと、自分の教育観を唯一の正しいものと捉えてしまいがちです。「自分はこの方法で成長できたのだから」と、自分が受けてきた指導をそのまま学習者に行っている指導者もいるかもしれません。その指導が学習者にとって適当なものでない場合は、思うような学習を促せないばかりか、学習者との人間関係の悪化などにもつながる可能性があります。

そこで指導者として自分の教育観を振り返り、自分の教育観の特徴を把握することが大切です。まず、自分が受けてきた指導やそのなかでの学習者としての思いを整理してみましょう。心身に負荷の高い経験があった場合は、それがどのように成長につながったのか、あるいはその負荷がなくても成長する別の方法がありえたかなどを想像してみます。自分が受けた指導の経験を振り返ることで、無意識だった教育観を意識化することができます。

自分の教育観と他者の教育観の相違に注目するのもよいでしょう。教育観は人によって異なります。そこで指導者である自分と学習者の教育観の違い、自分と自分の上司の教育観の違いなど、日々の指導や会話から自分とは違うところに注意できるとよいでしょう。そうした気づきを重ねるうちに自分の教育観がより明確なものとして形成されていきます。

column　ロールモデルと反面教師

教育観を形成する上で、自分が学習者であった頃に出会った教員や指導者という存在が重要であることは、言うまでもありません。ただ、教員や指導者から教えを受けた経験が、どのように教育観の形成につながるかについては、相反する２つの過程があるように考えられます。

１つめが教員や指導者の振る舞いをロールモデルとして模倣しようとするものです。尊敬する教員や指導者の指導を、自分自身も指導者として行おうとするものです。もう１つは反対に反面教師とするものです。自分が受けてきてつらい思いをした指導を繰り返さないようにと、かつて指導を受けた教員や指導者とは異なる指導を行おうとするものです。

みなさんの教育観はどちらの過程がより強いと感じるでしょうか。かつての教員や指導者をロールモデルとしている場合は、あえて反面教師として、模倣すべきでない点があるとしたら、それはどこかを考えてみるのもよいかもしれません。反面教師としている場合であれば、どこかに自分が取り入れるべき姿勢がないかを挙げてみてはいかがでしょう。教育観をより洗練させることにつながるはずです。

1.3　個人の教育観と集団の教育観

職場における指導の場合、個人の教育観だけでなく集団がもつ教育観を踏まえることが大切です。医療機関などの組織もまた人材育成方針などとして教育観を有しています。組織の教育観には成立の経緯、組織を取り巻く社会的な文脈、創設者や働く構成員の思いといったものが反映されています。学習者が職場に適応し、長期的に働けるように導いていく指導をするためには、組織の教育観に配慮することも必要です。

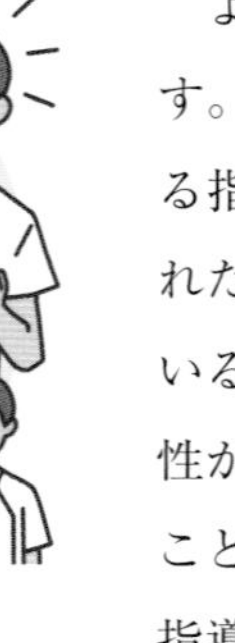

より身近な集団である部署などにおけるチームの教育観も大切です。チームの教育観は明確に意識するのは難しい一方、職場における指導の効果を高めるためには大切です。たとえば、部署に配属された新人の指導について、特定の人ばかりに押しつけがちになっていることはないでしょうか。ここでチームの教育観を意識する必要性がでてきます。個人で異なる教育観をすり合わせ、統合していくことで、チームとして指導を行う風土が醸成され、チームとしての指導が行われやすくなることが期待できます。チームの教育観の意識化は、管理職がリーダーシップを発揮するべき場面でもあります。ただ、指導者自身も情報共有や支援要請を行うなど、チームを指導に巻き込む働きかけによって、チームの教育観の形成に寄与することができるでしょう。

1.4　教育観と看護観

看護師には教育観と同様に看護観もあります。教育観も看護観も、人間を相手にした仕事における信念や持論、行動規範であるという共通点があります。相手となる人間は、教育であれば学習者、看護であれば患者さんです。いずれも相手のよりよい状態を目指して支援していく役割が求められています。教育観と看護観は本来同じような性質を有しているということができます。

しかし、しばしば看護の実践と指導の実践が著しく異なる人がいるようです。患者さんの様子を十分に観察できているのに、指導時に学習者をあまり観察していない、患者さんには絶対言わないようなことを、指導の場で学習者に対して口にしてしまうといった場面が見られます。

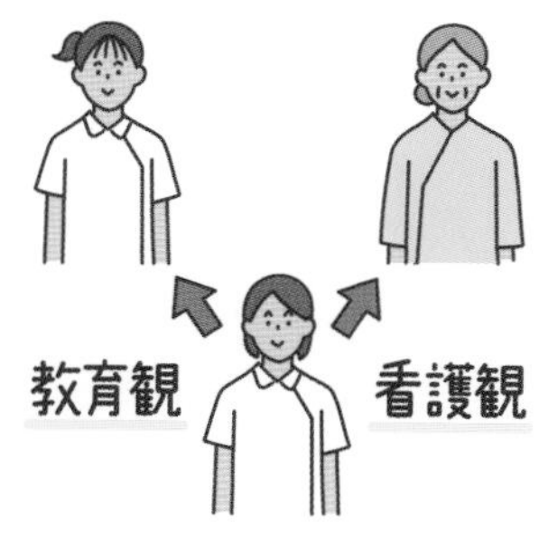

指導と看護を全く別の取り組みと捉えないことが大切です。そのために、自身の看護観から指導の実践を振り返るとよいでしょう。患者さんを相手にできているのに、学習者が対象ではできていないことがないかを具体的に挙げてみます。また、学習者を指導するときに気がついたことを看護の実践に活かすこともできるでしょう。教育観と看護観をそれぞれ参考にしながら、仕事全体に対する意識を育てていけるとよいでしょう。

2. 倫理的に指導する

2.1 倫理的な指導とは

倫理は教育観のなかでも、指導者の行動規範として重要な要素です。指導は第三者から見えにくい状況で行われることもあります。また、評価を行う機会をはじめとして、指導者は学習者に対して大きな力をもっています。結果として、指導者の言動によって学習者が不利益を被る事態が隠蔽されやすいのです。そこで指導者が自身の言動についてやるべきこと、やってはならないことを自覚して振る舞う倫理が求められているのです。

倫理は個人を越えて集団や組織にも影響を及ぼします。特に倫理に反する言動は集団や組織に蔓延しやすいともいえます。たとえば、ある指導者が特定の学習者についての陰口を同僚らに言っているような状況は、ほかの指導者にも影響します。そうした環境下で学習者は「自分も陰口を言われているのかも」と感じながら指導を受けることになり、精神的な負担を感じることになるでしょう。学習者が安心していられない状況は指導の効果を下げるだけでなく、職場環境の悪化、さらには患者さんの安全を脅かす事態を招きかねません。

2.2 指針に沿って指導する

倫理的な指導を実践する上で指針をもっておくことは有益です。指針をもとに自身の指導を振り返ることができるからです。また、他者と倫理的な指導について検討するための出発点ともなります。医療分野には広く知られた医療倫理の4原則があります（ビーチャム・チルドレス、2009)。指導も医療も人を対象としていることから、医療倫理の原則を指導にあてはめてみることができます。

医療倫理の４つの原則は、自律尊重、無危害、善行、正義とされています。それぞれを指導の文脈にあてはめてみましょう。自律尊重は学習者の意思や自己決定を尊重することを意味します。無危害は学習者の心身に苦痛を与えないことです。善行は指導者として学習者の利益を考えて行動することを指します。最後の正義は、すべての学習者に対して公正であることや限りある資源を適切に配分することとなります。

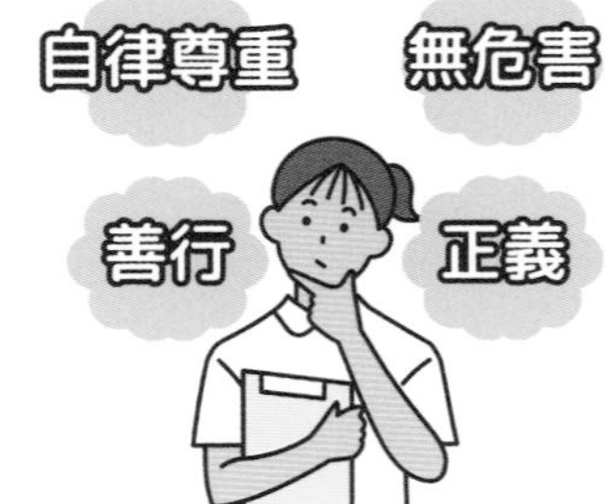

指導の実践においては４つの原則それぞれに優先度をつける必要もあります。４つの原則をすべて満たす指導が理想的ですが、実際にはさまざまな要因から難しいことも多いでしょう。学習者の意思を尊重する自律尊重の原則を重視すべき場面もあれば、自律尊重よりも学習者の安全を図る無危害の原則を重視すべき場面もあります。すべての原則を満たし得るにはどうすればよいかをまず考え、それが難しい場合は優先すべき原則は何かを判断することを心がけましょう。

看護現場における指導においては、看護や医療行為としての要請と指導の原則の衝突も起こります。とりわけ患者安全は決して看過してはなりません。学習者の意思や利益よりも、患者さんの安全を第一に優先すべきです。

2.3　学習者を理解する

倫理的な指導の指針を実現する前提となるのが、学習者に対する理解です。どのような考えをもっているのか、何が利益となって、何が苦痛となるのかは個人によって異なるからです。日常的なコミュニケーションや観察を通じて、学習者について理解するように心がけます。

チームとして学習者を理解することも大切です。チームのメンバーがそれぞれ自己開示し合える機会を設けたり、学習者の情報についてチーム内で共有したりするとよいでしょう。ただし、学習者が他者に知られたくないと考える情報もあります。そうした情報を「指導に有益だから」と安易にほかのメンバーに伝えるのは適切ではありません。場合によっては**アウティング**といわれるような問題につながることがあります。

学習者に対する理解を深めている過程で、学習者に対する指導者自身の先入観や思い込みといった**アンコンシャス・バイアス**を明確にすることも大切です。アンコンシャス・バイアスによる言動が学習者を当惑させることがあったり、学習者に対する理解が阻害され

KEYWORD 53
アウティング
ある個人が秘匿したいと希望している情報を本人の許可なく、第三者に伝えることです。「暴露する」という意味で用いられる out から作られた語です。悪意がなかったとしても、望まないアウティングによって個人がショックを受ける事例があります。特に性自認や性的指向に関する個人情報のアウティングが問題に発展することがあります。

KEYWORD 54
アンコンシャス・バイアス
人が無意識にもっている偏ったものの見方のことです。「普通は〇〇だ」「〇〇するのが当たり前だ」といった表現で表されることが多い考え方です。アンコンシャス・バイアスに基づいた言動をとった場合、たとえ善意によるものであっても、相手に当惑を感じさせたり、チームワークに悪い影響を及ぼしたりすることがあります。

たりすることもあるからです。そのためには、ふとしたときに思い浮かぶ決めつけ言葉を意識化するとよいでしょう。「○○すべき」「当然」「常識」「普通」といった表現を伴った言葉は多くの場合、先入観や思い込みを反映しています。「新人は常にメモをとるべきだ」「これくらいの技術は実践できて当然だ」といった言葉です。

2.4 倫理的な問題に気づく

倫理的な指導のためには、倫理的な問題が生じうる可能性に気づくことが求められます。指導の場における倫理的な問題はしばしば指導者の悪意なく発生します。たとえば、ある指導者が教育的意図のもとに行った叱責が、学習者にハラスメントと受け止められることがあります。この場合、指導者は自分の指導に生じうる問題に気がつかなかったのかもしれません。

倫理的な問題は総じて次の3つの類型に分類されます（吉武、2017)。まずは倫理原則への違反、次にジレンマとも称される葛藤状態、最後に他者の行う反倫理的な行為への対応です。いずれも見過ごされやすく、誰かしら不利益を被る人が出て初めて認識されることもあります。これらの問題は決して特別なものではなく、小さなものであれば日常的に生じえます。

倫理的な問題への気づきを得るには経験を振り返ることが重要です。過去の指導で生じた問題や困難について、その原因や状況を明らかにするのに加え、別の選択肢はとれなかったのか、別の選択肢をとっていたらどうなっていたかを想定することも重要です。振り返りを繰り返すことで、実際の指導で起きている状況が過去の経験と類似していることに気がつき、問題が生じるかもしれないと予測をたてることができます。

他者の経験を参考にすることもできます。同僚や先輩看護師、これまでに出会った看護教員から聞いたエピソードなどは、一般に間接経験として活用することができます。先輩看護師が指導で直面した事例を知ることからも気づきを得ることができます。

3. 教育観を言語化する

3.1 言語化によって気づきを得る

日常ではあまり意識化されない教育観は、言語化することで明確にできます。誰かに話したり、メモやノートに文章として書いたりすることが有効です。多くの人にとっては難しい作業ではあるもの

の、言語化する過程にはさまざまな意義があります。

まずは無意識だった自分の教育観に気づくことができます。人は思っている以上に、自分の考えがわかっていないものです。特に仕事や私生活で忙しいと、深く自分を見つめる時間をとること自体が難しいでしょう。言語化の作業は、言語化された自分の教育観との対話であるともいえます。自分の教育観を言語として客体化することで初めて、自分の教育観を意識することが可能になります。

また、言語化は自分の教育観を洗練することにも役立ちます。自分の教育観がどのような経験に基づいているのか、教育観と行動が一貫しているのか、一貫していないとしたらなぜなのかなど、さまざまな側面から点検することができるからです。また、自分の教育観をうまく言いあてる言葉が見つけられたときには、それまで以上に鮮明なものとして教育観を形成することが可能になります。

書き言葉として言語化すれば記録として残すこともでき、中長期的な教育観の変化を捉えることもできるでしょう。仕事や指導の経験を重ねるうちに、個人の視点からチーム、所属機関と視野を広げ、それに応じて教育観も変わってくるかもしれません。現在の自分の教育観について、過去の教育観と比較しながら明確にすることができます。

3.2　指導の実践から言語化する

それではどのような手順で言語化を進めていけばよいでしょうか。まずは、自身の指導の実践について、実際に心がけて行っていることを挙げていくようにしましょう。いきなり教育観そのものを言語化するのは難しいため、「説明が長くなり過ぎないようにしている」「学習者の反応を観察することを意識している」など、指導において実際に実施したり、意識したりしている事実をまとめます。

次に、なぜそういった実践を行っているのかの理由や背景をまとめます。「学習者の理解を確認しながら指導を進めるのが重要だと考えるから」など理由や背景を記述する過程で、「学習者の理解」など自分が大切だと考えている要素が何かが明らかになります。さらに、個々の実践における理由や背景を明らかにすることで、複数の実践に共通する要素に気がつくことが期待できます。複数の実践を無理に１つの要素で説明する必要はありませんが、できる限り整理して要素の数を絞るように意識してみましょう。

指導における自身の実践と合わせて、これまでの指導の経験を記録することもできるでしょう。自分が受けてきた指導や自分が行ってきた指導における印象的なエピソードを書きとめておくようにします。自分の理想とする指導者についてまとめておくこともできるでしょう。そうした具体的な経験からも、指導において自分が重視している点やその背景を明らかにすることができます。

3.3　他者の視点を踏まえる

教育観の言語化は個人では限界があります。1人では適切な語彙が見つけられなかったり、自分の教育観の特徴が判然としなかったりします。そこで可能であれば他者の意見や視点を踏まえられるとよいでしょう。相談相手をもつことで言語化は行いやすくなるはずです。

書いたものを見せたり、書こうとしている内容を口頭で説明したりして相手の意見をうかがうようにします。他者の存在を意識しながら言語化するなかで、よりよい言葉や説明の仕方に気づくことが期待できます。うまく説明ができなかった箇所は、何らかの整理を要するポイントであるといえるでしょう。

他者からのフィードバックも大切です。ここで特に注意したいのは相手と自分の考え方や捉え方が異なるところです。他者との相違点は自分の特徴となるからです。相違点に気がついたら、相手と自分がどのように異なるのかをより具体的にしてみましょう。相手に質問してみたり、自分の考えを伝えた上でどこまで一致し、どこから異なるのかについて話し合ったりします。その議論の内容を説明の一部に取り入れるとよいでしょう。相手の考えやその背景にある経験などに注意することで、気づけることも多くあるはずです。ただし、他者からのフィードバックをすべて鵜呑みにする必要はありません。自身の納得できるところを必要に応じて取り入れるのが基本です。

3.4　書いたものを見直し洗練する

教育観は常に変わらないわけではありません。さまざまな経験をすることで変わっていくものです。そこで、異動や移籍、昇進などキャリアの節目に自身の書いたものを見直し、洗練することが重要です。

基本的な方法は変わりません。まずは過去に言語化したものを読み返し、変わったところと変わらないところを確認します。新たに重要だと思う経験があった場合には、それについても振り返り、どのような教育観が導き出されるかを言語化します。

ここで大切なのは、新たに意識された教育観が過去の教育観と大きく異なる場合です。十分に経験を振り返った結果として、過去の

アンラーニング
➡ p.24 参照

教育観と異なる教育観が言語化されたとしたら、そこには一種のアンラーニングが行われたと考えられます。人の教育観は頻繁に変わることがなく、また意識的に変えることが難しいものであるため、経験とその振り返りによるアンラーニングがとても重要になります。

4. 学習者の理念形成を支援する

4.1 理念を意識する意義を伝える

指導者の大切な役割として、学習者の理念形成の支援があります。仕事や組織に対する意識、責任感、倫理観など、学習者なりの理念を形成できるよう促します。ただし、これは指導者が一方的に教え込むようなものではありません。さまざまな経験を通じ、学習者が自ら気づきを得ながら形成していくべきものです。気づきを得られるようなきっかけを作ったり、学習者の漠然とした理念をより明確にする手助けをしたりすることが指導者の担うべき役割となるでしょう。

支援の前提として、理念をもつことの意義を学習者に伝えておくことができるでしょう。理念というと学習者が身構えてしまうため、「大事にすべきこと」や「自分の軸」といったように言葉遣いを親しみやすいものにするような配慮があるとよいでしょう。その上で、理念は仕事を行う上での原動力となること、理念があると自分の仕事に誇りを感じるようになること、仕事をやりがいのある楽しいものと感じることができるようになることなど、理念をもつ意義を示します。指導者自身が感じる意義を自分の言葉で伝えるのがよいでしょう。

4.2 ロールモデルを活用する

KEYWORD 55
ロールモデル
自分が将来目指したいと思う模範となる存在です。必ずしも1人とは限りません。たとえば、発想の豊かな人、交渉能力の高い人、私生活が充実している人など、自分に不足している知識や身につけたい態度に応じて、複数の人をロールモデルとすることもできます。

実際に理念を形成するためにはロールモデルを活用するのがよいでしょう。ロールモデルの存在は、学習者に単なる行動だけでなく、その背後にある考えや価値観を内面化することを促します。

まず、指導者自身がロールモデルとして振る舞うことができます。普段学習者に指導している内容を自分自身が実践している姿を見せるのです。たとえば、同僚と分け隔てなくコミュニケーションをとるべきだと学習者に指導しているのであれば、そうした姿を学習者に見せるようにします。また、困難な状況に直面している姿や、逆に仕事を楽しんでいる姿も学習者の仕事への姿勢に影響を与えます。どのような思いで仕事をしているのか日常会話などを通じて伝えるようにするのもよいでしょう。

もちろん指導者だけで示せることには限界があるため、指導者以外のロールモデルも有益です。学習者にはいくつか複数のロールモデルをもつことを推奨するとよいでしょう。指導者はそれぞれのロールモデルについて、なぜその人がロールモデルとなるのか、ロールモデルと自分の間では何が違っているのか、ロールモデルに近づけるために今から何ができそうかを問いかけ、考えるきっかけとするとよいでしょう。また学習者が普段あまり接する機会がない相手をロールモデルとしている際には、直接話す機会を設けるのもよいでしょう。

4.3　理念を言語化する支援をする

指導者にとってと同じように、学習者の理念形成においても言語化はとても有益です。言語化を支援することも、理念形成を支援する方法の１つとなります。

言語化を進める基本的な方法は、学習者に問うことです。さまざまな問いを使いながら学習者の理念に迫っていくようにします。最初の段階は学習者が答えやすい問いから始めるようにしましょう。仕事をしていくなかで嬉しかったこと、大変だったことなど学習者の具体的なエピソードを引き出します。あるいは看護師になった経緯について問いかけるのもよいでしょう。

また、問いに対する学習者の答えを傾聴するようにします。うまく言葉にできなさそうなときは可能な限り待つことも重要です。また自分とは異なる考えが出てきたとしてもまずは受容するようにしましょう。学習者の言葉のなかで、学習者にとって大切なキーワードが繰り返されるときがあります。そのようなときは、キーワードを核として理念を形成することができます。場合によっては、学習者がキーワードに気づいていないこともあるため、「○○という言葉をあなたはよく使っていますね」と、気づきを促すような声かけを行うとよいでしょう。

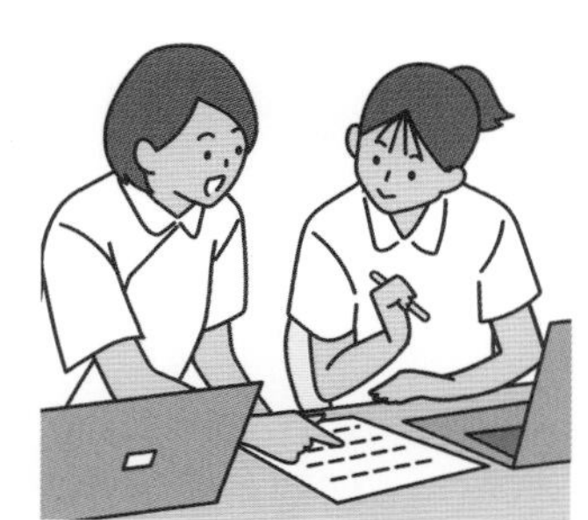

4.4　理念から行動の振り返りを促す

ある程度理念を明確にすることができたら、改めて普段の行動を理念から照らして振り返るようにするとよいでしょう。多くの場合、さまざまな要因で理念のように行動ができていないことがあります。理念通りの行動を妨げる要因は何なのかを考えることと合わせて、現実の行動と一致できるように理念を再検討することも選択肢になるかもしれません。

ここでも問いかけを中心に進めていきます。問いかける前に理念と行動が一致しないのはある程度やむをえないことは伝えておきましょう。理念と行動の不一致が悪いことのように考える学習者も存在するためです。

理念と行動が一致しない背景として、学習者が組織の理念を踏まえられていない可能性があります。学習者が個人の理念を優先し過ぎてしまい、周囲の人々との理念の共有が図れていない状態です。そもそも組織の理念を理解しきれていないかもしれません。指導者は組織の理念について学習者と考える機会を設けるとよいでしょう。ここでも一方的に組織の理念を押し付けるのではなく、組織の理念の理解を深めるところから始めて、学習者個人の理念と組織の理念の統合を図るような問いかけを心がけるようにします。

本章のまとめ

1. 経験とその振り返りから形成される教育観は、指導を支える原理となります。
2. 指導における倫理に配慮することで、問題が生じる可能性に気づき適切な行動をとることが促されます。
3. 言語化することで教育観は意識化され、継続的に洗練することができます。
4. ロールモデルの提供や言語化の支援などによって、学習者の理念形成につながる気づきを促すことができます。

ワーク

1. あなたにとって理想的な指導とはどのような指導ですか。簡潔な言葉で表してみましょう。また、その指導が理想的だと考える理由について自身の経験を踏まえながら説明してみましょう。
2. これまでの指導で直面した問題について、その原因や結果を振り返り、今後もし同じ問題が生じた場合にどのような対応をとるべきかを考えてみましょう。
3. 「看護師という仕事にそれほどの思い入れがない」という新人看護師の加藤さんに対し、あなたはどのような方法で、仕事への理念の形成を支援できるでしょうか。

推薦図書

『リフレクション——自分とチームの成長を加速させる内省の技術』
熊平美香／ディスカヴァー・トゥエンティワン（2021）

振り返りについて詳しく学ぶことができます。個人で行う振り返りの方法について説明されているほか、後輩や部下の理念形成の支援についてもまとめられています。この本のなかで「ビジョン」と称されているものは本章の教育観とも通じるところが多くあります。

『ふだんづかいの倫理学』
平尾昌宏／晶文社（2019）

軽い語り口ながらも倫理の基本的な考え方について基礎的なことを学習できる一冊です。この書籍を皮切りに教育や看護の倫理を扱う文献に進むことで、倫理に関わる問題が何かを知ることができるでしょう。

『組織で生きる——管理と倫理のはざまで』
勝原裕美子／医学書院（2016）

医療機関という組織で生じる倫理的課題とその対応について豊かな実例に基づき論じています。倫理的であるとはどういうことなのかを明晰に説明しています。また、単なる倫理の議論としてだけでなく、個人と組織の関係についても洞察を得ることができます。

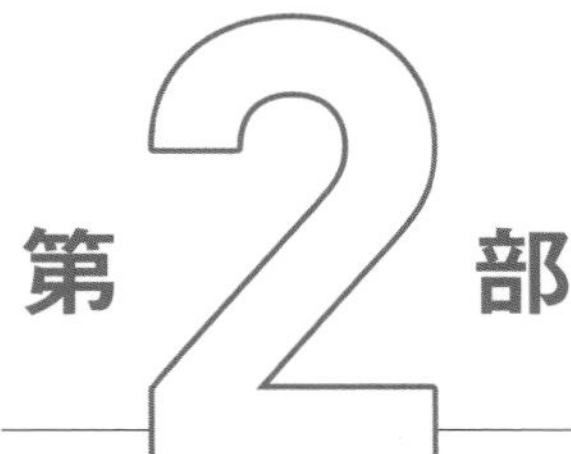

第2部 個別指導の方法

第7章

臨床現場における指導方法

看護の臨床現場では、どのように後輩を指導すればよいのでしょうか。本章では、臨床現場での技術指導を中心に、どのように学習者を指導したらよいのかを理解します。

1. 教える準備をする

1.1　看護師を育てる職場環境を

専門的な知識・技能を獲得していく過程においては、1対1の指導が大きな学習効果をもたらします。臨床現場でこのような1対1の指導役割を主に担っているのが、実地指導者です（厚生労働省、2011）。

1980年代に導入されたプリセプターシップが多くの職場に定着し、これまで新人看護師の育成に大きく貢献してきました。また、実地指導者だけに新人指導を押しつけるのではなく、組織全体で新人看護師を育てるという意識も高まってきました。プリセプターシップのほか、チューターシップやメンターシップを併用したり、円滑な業務推進も兼ねて新人指導にもパートナーシップ・ナーシング・システムを組み込んだりする職場が増えてきています。ここでは、新人指導に携わる実地指導者、チューター、メンターなどのポジションをすべて含めて、指導者と呼びます。

新人指導の役割を任される者は重圧を感じがちですが、1人で抱え込むのではなく、新人看護師の学習内容や成長過程をほかの看護師に伝え、職場全体で協力しながら新しい看護師を育てる環境を整えていきましょう。

1.2　学習者をよく観察する

レディネス➡ p.53 参照

教えるためには、学習者の教育背景やこれまでの学習習慣、知識・技能のレベルといったレディネスに加え、生活背景や性格を把握することが必要です。とはいえ、これらを知るために質問攻めにすると相手は萎縮してしまうので、場面ごとに折々に確認していくことが現実的です。

気をつけなければならないのは、指導者には相手のできていないところに目が行ってしまう傾向があるということです。できないと決めつけてしまうと相手は育ちません。「できない」のは、相手の能力が不足しているのではなく、指導者の観察不足だったり、教え

事例 **何がわからないのかもわからない！**

婦人科病棟に配属されたばかりの新人看護師のDさんは、ベテランの先輩からこのような指示を受けました。「102 号室のTさんをギネに連れてって。マンマの患者さんだから帰りにブレストとってきて！アネミアがあるしケモもしてるから！」そう言い残すとベテランの先輩はさっさとほかの患者さんの病室へ行ってしまいました。Dさんが指示内容を全く理解できず困惑していると、そばで見ていた別の先輩が詳しく説明してくれました。

「ギネ」っていうのは gynecology の略、婦人科領域のことで、ここでは産科・婦人科外来のことをいうのよ。「マンマ」は Mammary Cancer の略で、乳がんのこと。ここの病棟では、胸部X線のことを「ブレスト」っていう医師や看護師が多いよ。Tさんはほかに転移がないかどうか調べるために、婦人科外来で子宮・卵巣のエコーと、胸部のX線もすることになったの。

「アネミア」（Anemia）は貧血、「ケモ」は化学療法（Chemotherapy）の略語。Tさんは貧血にケモの副作用も出ているから気をつけてということを言いたかったんじゃないかな。

最初に聞いたときは呪文のように聞こえた内容が、先輩のこの説明によってようやく理解できました。Dさんは、Tさんを車椅子に乗せて婦人科外来と放射線室へ連れて行くことにしました。移動途中にも、気分不快や嘔気・めまいなどの症状を観察しなくてはいけないことがわかりました。そして、乳がんが転移しているかもしれないことについて、Tさんがどんな気持ちで、どんな不安をもっているのかも、それとなく尋ねてみようと思いました。

方が適切でなかったりする場合もあります。意欲がない、できないように見えても、そこには何らかの理由があるのかもしれません。それが見つかれば、教え方や教える内容を見直すきっかけになることでしょう。

1.3　学習者に適した学習計画を

学習者のレディネス、**学習スタイル**、個性をある程度把握できたら、次は学習計画を立ててみましょう。学習計画を立てるような状況が想定されるのは主に実地指導者ですが、一般的にはその指導期間は半年から1年とするところが多いようです。1年、6カ月、3カ月、1カ月、1週間というように長期的なスパンから短期的なスパンに区切って大きな目標から小さな目標を設定し、それを達成するための計画を考えていきましょう。

最近では、病院や施設で共通の新人学習計画を用意しているところが増えてきています。標準化された新人学習計画に沿った指導も

KEYWORD 56
学習スタイル
学習に関わる個人的特性の１つです。自分に合った学習スタイルを把握し、それを用いて学習することで、学習効果を最大化できるといわれています。学習スタイルの分け方はさまざまあり、心理学者のハニー（Honey, P.）とマンフォード（Mumford, A.）は活動派、熟考派、理論派、実践派の４つに分類しています。

よいのですが、誰もが同じように成長していくわけではありません。施設・病棟内で行われる個別指導では、相手の特徴に合わせた個別性をもたせることができるはずです。学習者それぞれに適した学習計画をつくっていきましょう。

1.4　段階に応じた学習目標を

学習計画を立てるにあたっては、目標を明確にすることが重要です。前述したような標準化された新人学習計画では、時期に応じて目安となる学習目標があらかじめ設定されています。それを使う場合には、学習目標が相手に適しているかという点をよく検討すべきです。

また、学習目標は１回設定したら終わりではありません。学習者は日々の仕事のなかでさまざまな知識・技能を習得し、常に成長していきます。ある目標を達成できたら次の目標というように、学習成果を評価しながら、成長段階に応じた新たな目標を設定していく必要があります。学習内容を把握し、成長段階に合った適切な目標を設定しましょう。

1.5　学習計画は柔軟に運用

学習目標が設定できたら、それを達成させるために段階的に指導を進めていきましょう。指導者が何をどのように教えるか、学習させるかという具体的なイメージをもつことが大切であり、学習計画はそのためのツールの１つです。

学習計画は学習目標達成のための具体的な計画であり、新たな目標設定がなされたら、その都度目標に応じた計画を作成することが必要になります。学習目標は明確にすべきですが、それに対して学習計画は学習者に合わせて柔軟に運用することがポイントです。

どんなに緻密な計画を立てたとしても、学習者にとって無理のある計画になることもあります。なかなか学習計画通りに進まない場合は、計画が適していないことも考えられます。特に臨床現場では、患者さんの状態によっては計画通りに学習を進められるとはかぎりません。予定していた計画が今週できなかったら次週に延ばしたり、今日起こった出来事に合わせて学習計画を組み替えたりするなど、実際の状況に合わせて進めていきましょう。

2. 臨床現場における指導法

2.1　できるようになるとは

看護師には、知識・技能・態度のすべての学習が必要です。特に臨床現場では、望ましい知識や態度を踏まえた上での技能習得が大きな課題であり、指導者はその支援をすることが求められます。

看護技術のような特定の手技を身につけるための学習は、**技能学習**と呼ばれます。多くの場合、技能はたった一度の実践で習得できるものではありません。繰り返し実践することで習得され、上達していくものです。一度身につけた技能は、すぐに忘れることはなく長く活用できます。

2.2　技能を教えるのは難しい

たいていの大人は自転車に乗ることができるでしょう。しかし、その方法を言葉にして人に教えるとなると困ってしまう人も多いのではないでしょうか。看護においても、ある技術のコツや勘をつかんでおり、実践できるにもかかわらず、なぜできるのかはうまく説明できないということが多くあります。たとえば、麻痺のある患者さんの移乗介助を容易に行うことができるベテラン看護師が、自分自身の体の動かし方や重心移動などを言葉ではうまく説明できない、といったような状況がこれにあてはまります。

自分が自然にできることを教えるのは簡単ではありません。なぜなら、そこには**暗黙知**が含まれるからです。ベナーは、看護における暗黙知を経験学習の積み重ねによってもたらされるものと説明しており、暗黙知が看護師の成長に大きく関わっていると述べています（ベナー、2005）。これに対し、言語や図式によって他者と共有できる知識を**形式知**といいます。看護師が個々の経験から得た暗黙知を可能なかぎり形式知に変換し、教育に活かしていくことが必要といえるでしょう。

2.3　技能の習得過程を理解する

技能の習得過程には、認知的段階、体制化の段階、自動化の段階という3つの段階があります（森、岡、中條、2011）。

1つめの認知的段階とは、技能・技術を認知的に把握する段階であり、「頭で理解する」段階です。2つめの体制化の段階とは、認知的段階で理解した手順やプログラムに沿って、個々の動作を一連の「運動として覚える」段階です。3つめの自動化の段階とは、意識することなく「自動的に運動を遂行できる」段階です。

KEYWORD 57
技能学習
目や耳などの感覚器官（受容器）と身体の運動を支える骨格筋（効果器）の動作を必要とする技能の学習を指します。一般的に指導者が模範を提示した後に、学習者が反復練習を行うことで、効果的な技能習得につながるといわれています。

KEYWORD 58
暗黙知
哲学者のポランニー（Polanyi, M.）の提唱した概念で、言語で明示的に表現できないような知識を指します。また、まだ言語化されていない知識という意味でも用いられることがあります。経営学者の野中郁次郎は、組織において暗黙知を言語化し共有化を図ることで知識を創造できると主張しています。

KEYWORD 59
形式知
文書や図表のような誰の目にも見える形で共有できる知識を指します。マニュアルや引き継ぎ書に書かれているものは形式知です。言語化されない暗黙知と対比して使用されます。

たとえば、無菌操作の１つである「滅菌手袋の装着」について考えてみましょう。無菌操作の技術を学習する場合、最初は手順や根拠を考えながらゆっくり行動するため、滅菌手袋を装着するだけでもずいぶん時間がかかることでしょう。繰り返し行っていくうちに、以前は頭のなかで１つ１つ確認していた手順が一連の動作としてできるようになり、上達するにつれて特に意識することなく瞬時にできるようになっていきます。このときには周囲の状況などに注意を広げることもできるようになります。自動化の段階に達するまでの時間には、技術の複雑さや難易度に加え、個人差も関与しています。同じ技術を同じ回数だけ繰り返し練習したとしても、すべての看護師が同じように自動化の段階に達するとはかぎりません。指導者は学習者をよく観察し、それぞれの技術が習得過程のどの段階にあるかを把握した上で、教える内容や時期を考慮しなければなりません。

3. 看護技術を指導する技法

3.1　モデリングと言語教示

KEYWORD 60

モデリング

他者の行動をモデルとして観察者の行動に変化が生じることであり、心理学者のバンデューラ（Bandura, A.）が提唱した概念です。模倣学習や観察学習ともいわれます。モデリングの効果として、①新しい行動パターンの習得（観察学習効果）、②すでに学習されている行動の抑制（抑止効果）、③他人の行動によって観察者に同様の行動が喚起され方向づけられる（反応促進効果）があります。

技能を習得させるにあたって有効な方法は、モデリングです。モデリングとは文字通りモデルを通して示すことであり、指導者が看護技術の手本を見せるなど、臨床現場で日常的に行われています。

しかし、複雑な技能の習得においては、モデリングだけでは不十分で技能の要点についての適切な言語教示が必要とされています（森、岡、中條、2011）。言語教示とは、その技能の要点について言葉で説明を加えることです。

たとえば、自分で体を動かすことのできない患者さんを仰臥位から側臥位にする場合は、教える側がやってみせるモデリングだけで、新人看護師はすぐに体位変換を行うことができるでしょう。一方、挿管チューブ、人工呼吸器、中心静脈栄養ライン、モニターなど複数のルート類が装着されている患者さんの体位変換の場合、「体を動かす前に挿管チューブ、人工呼吸器が外れないように確認する」「ルート類が外れたり引っ張られたりしないように確認し、点滴スタンドやモニター類の位置を整える」など、多くの注意点やコツを説明しなければなりません。学習者が１人でできるようにするためには、モデリングと言語教示を組み合わせた教え方を工夫していきましょう。

近年では看護技術に関する動画教材が数多く作成され、一般公開されているオンラインコンテンツも増えてきました。動画教材では、モデリングと同時に音声やテロップで言語教示を確認することができ、繰り返し視聴することも可能です。技術指導の際に活用しましょう。

3.2 分散学習と集中学習

技能の学習方法には、ある程度の期間をかけて少しずつ行う**分散学習**と、短期間のうちに間隔を取らずにまとめて行う**集中学習**があります。一般的には、難しい技能や疲労が起こりやすい技能の場合には分散学習が、練習を続けることによって要領がつかめるような技能の場合には集中学習が効果的であるといわれています。

複雑な無菌操作を含む骨髄穿刺や腰椎穿刺の介助などであれば、部分的な取り組みを重ねさせて、機会があるごとに少しずつレベルを上げていくといった分散学習のほうが効果的でしょう。一方、採血や静脈注射のように集中力と感覚を要するような技術であれば、コツがつかめるまで1〜2週間、毎日採血係を担当させるなどといった集中学習のほうが効果的かもしれません。

3.3 全習法と分習法

全習法と**分習法**という学習方法の分類もあります。全習法とは習得すべき技術の全体をひとまとめにして練習する方法であり、分習法とは技術を構成要素に分割して要素単位で練習する方法です。

静脈注射を例に挙げると、注射薬の準備から実施・片づけまでを含むすべての要素を一度に実施させる、というのが全習法にあたります。確実に習得できるまで注射薬の準備だけを練習させる、血管に針を刺入することだけを練習させる、というのが分習法にあたります。

一般的には、技術全体を一連の流れを通して練習させる全習法のほうが、技術を分断して練習させる分習法より効果的であるとされています。しかし、技術の難易度、学習者の能力、患者さんへの負担などを考慮した場合、分習法のほうが効果的な場合もあります。

3.4 固定練習と変動練習

学習方法には、特定の課題に対してある一定の基準だけを定めて練習を行う**固定練習**と、さまざまな基準を変えて練習を行う**変動練習**という方法もあります。

産婦人科の退院指導を例に挙げると、健康で正常な経過をたどった褥婦さんの退院指導を繰り返し実施させる、というのは固定練習にあたります。正常経過をたどった褥婦さん、合併症や疾患をもつ

KEYWORD 61
分散学習
ある一定の内容を学習するとき、学習の間に一定の休息を入れ、何度も繰り返しながら学習する方法をいいます。

KEYWORD 62
集中学習
ある一定の内容を学習するとき、できるだけ間をおかずに長時間学習することを指します。大学の授業などにおいて、連続した日程で授業を行う集中講義はこれにあてはまります。

KEYWORD 63
全習法
初めから最後まで全部まとめて学習する方法です。ある程度学習が進んでいる状態や、理解するのが早い人、年長者には、全習法が効果的だといわれています。

KEYWORD 64
分習法
学習する全体の内容を分割して、部分ごとに学習する方法をいいます。学習が進んでいない状態や、理解するのに時間を要する人、年少者には、分習法が効果的だといわれています。

KEYWORD 65
固定練習
一定の基準課題だけの練習を行うことを指し、変動練習の対となる語です。たとえば、ゴルフのパットを練習する場合、3メートルの距離のパット練習のみをすることがこれにあたります。

KEYWORD 66
変動練習
さまざまな基準を目標として練習を行うことを指し、固定練習の対となる語です。たとえば、ゴルフのパットを練習する場合、1メートルの距離、2メートルの距離、3メートルの距離というようにさまざまな距離のパットを練習することがこれにあたります。

褥婦さん、障害のある新生児を抱える褥婦さんなどさまざまなケースに合わせた退院指導を実施させる、というのは変動練習にあたります。

臨床現場では多様な患者さんがいるため、一定の基準だけを目標とした固定練習が可能な状況は想定しにくいものです。しかし、学習者が慣れていない複雑な課題などでは、固定練習が効果的な場合もあります。

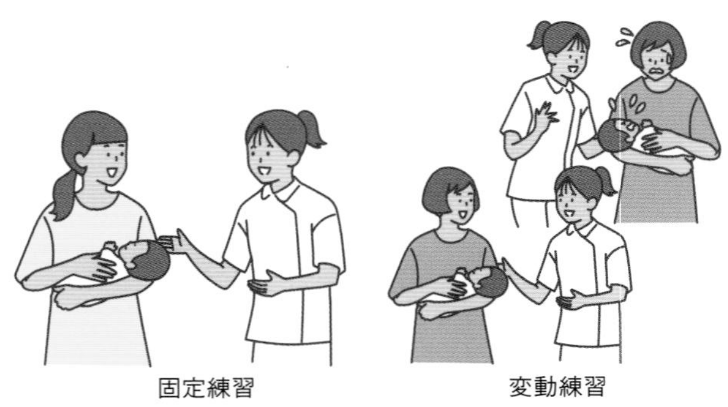

4. 学習者を独り立ちさせる

4.1　やってみせる、やらせてみる

実際の臨床場面では、行動を見せて技術だけを教えるのではなく、知識・技能を同時に教えていきます。前述したように、モデリングと言語教示を組み合わせて、まずは指導者がやってみせましょう。

モデルとして手本を示す際、初心者にはとてもできない看護技術をやってみせるのは、ときとして逆効果になる場合があります。ハードルが高すぎると自信を失ってしまうこともあるからです。可能なかぎり説明を加えながら、ときにはゆっくりやってみせたりするなど、学習者が自分でもできそうだと思わせるような工夫をしてみましょう。

4.2　スモールステップの原理を活用する

スモールステップの原理
➡ p.48 参照

個別指導の最大の強みは、個々の学習者の学習の段階に合わせて学ばせることができることです。指導においては、**スモールステップの原理**を活用しましょう。わかりやすいことから複雑なこと、簡単なことから難しいことへと、学習者の習得状況に合わせて段階的に難易度の高い看護技術にチャレンジさせていきましょう。

その際に配慮すべき点は、確実に成功できるような段階を設定することです。自分の力でできたという体験が自信につながり、次の段階に向かう意欲となります。

段階的に採血場面を設定する例を挙げてみましょう。**図1**の①～④のように段階的に進めることで、難易度の高い採血が確実にできるようになります。

学習のサポートとして、初期の学習段階では成功させるためにプロンプトを用いる方法もあります。たとえば、同じ動脈硬化のある高齢男性患者さんの採血であっても、相手が理解力があり協力的な場合と認知症で指示を聞いてもらえない場合とでは、難易度に違いが出てきます。後者のような場合は、指導者がそばについていて患者さんの気持ちを落ち着かせたり腕を支えたりするなどのフォローがあれば、初心者でも無事に採血を成功させることができるでしょう。臨床現場では補助的な道具のみならず、指導者の存在そのものもプロンプトになりえます。前述したような採血時のフォローも、プロンプトといえるでしょう。

KEYWORD 67
プロンプト
適切な行動ができるように使用する外的な援助・補助手段を指します。自転車の練習用の補助輪や水泳練習用のビート板などがこれにあたります。

4.3 即時フィードバックの原理を活用する

技能を身につけるためには練習が必要ですが、いくら練習を重ねてもその後に何のフォローもしなければ、体験して学んだことが定着しません。特に新人指導の初期の段階では、学習者のできている点とできていない点をしっかりと伝え、こまめにフォローしていく必要があります。

フィードバックのタイミングは重要です。**即時フィードバックの原理**を取り入れましょう。その場ですぐにフィードバックを行うことが効果的です。一方、実際の臨床場面では、それが困難な場合が多々あります。このような場合は、言葉だけでなく視線や表情によって、相手がとった行動が適切か否かを伝えるだけでも十分です。その場でできなかったとしても、後からゆっくり振り返って再考する機会を設けましょう。

即時フィードバックの原理➡ p.56 参照

難易度（低）

↑	①ある程度の弾力、太さのある血管	→	健康診断の受診者
	②細く蛇行した血管	→	高齢の女性患者
	③硬く逃げやすい血管	→	動脈硬化のある高齢男性患者
↓	④脆くて破れやすく止血しにくい血管	→	血小板減少性紫斑病の患者

難易度（高）

図1 段階的な採血場面の設定

4.4 フェーディングで仕上げる

学習者がある程度1人でできるようになったら、指導者は学習者が自立できるように少しずつ**フェーディング**していくことが必要です。学習者がある看護技術をできるようになったら、指導者は即時にフィードバックを与えるのではなく、学習者自身で考える時間をもたせるためにフィードバックを遅らせましょう。このような**遅延フィードバック**は、学習者が指導者から与えられるフィードバックにのみに依存するのではなく、自分自身で評価する能力を向上させるために必要なのです。

指導者がフェーディングできないと、学習者はいつまでも先輩を頼り続け依存してしまうことになります。最終段階では、心配な気持ちをぐっとこらえて学習者の行動を見守っていきましょう。

KEYWORD 68

フェーディング

最初は積極的にヒントを与えて自信を喪失しないように学習を補助しますが、学習が形成されるにつれてヒントをなくしていき独り立ちできるようする方法です。自転車の練習であれば補助輪を取り除いていく作業にあたります。

KEYWORD 69

遅延フィードバック

学習を終えた後に時間が経ってから行われるフィードバックを指します。一般的に、技能を学習するにはすぐにフィードバックを与えるのがよいといわれてきました。しかし、近年の研究では、フィードバックを意図的に遅く与え、自分自身で評価する機会を提供することも重要であると指摘されています。

本章のまとめ

1. 臨床現場における指導では、職場全体で新人看護師を育てる環境を整えること、個々の学習者の状況に応じた学習計画の立案、教え方の工夫が必要です。
2. 指導者は、技能の習得過程を理解し、スモールステップの原理、即時フィードバックの原理を踏まえて技術を指導しましょう。
3. 看護技術を指導する上では、モデリング、言語教示、分散学習・集中学習、全習法・分習法、固定練習・変動練習などの学習方法を活用しましょう。
4. 学習者の習熟度に合わせて教え方を変え、最終的にフェーディングを通して学習者を自立させましょう。

ワーク

1. あなたが習得に時間を要した看護技術とはどのようなものでしたか。その習得の過程を振り返ってみましょう。
2. 職場で必要とされる看護技術を1つ取り上げ、分散学習と集中学習、全習法と分習法、固定練習と変動練習の3つの観点で最も学習効果が高い方法を考えてみましょう。
3. 入職半年目の木下さんは基本的な看護技術は習得していますが、担当の患者さんが変わる度に戸惑い、あなたに一緒にみてほしいと依頼します。木下さんをうまく自立させ、さまざまな患者さんへの対応ができるようにするためにはどのようにしたらよいでしょうか。

推薦図書

『「教える」に悩むナースを応援する 指導力向上ブック――新人も指導者も、ともに育つ11のレッスン』
内藤知佐子／メディカ出版（2022）

アサーション、ファシリテート、プレゼンテーション、成人学習、リフレーミング、教え方のコツなどを取り上げ、教育学や心理学をはじめとするさまざまな学問的な知識のほか、国内外における研究データをもとに解説しています。実地指導者の指導力を自己分析しながら、指導力を高める上で役立ちます。

『行動科学を使ってできる人が育つ！教える技術』
石田 淳／かんき出版（2011）

「教えるとは学習者に望ましい『行動』を身につけさせること」という観点から、教える技術・コツを説明した書籍です。OJTの場面で役立つ行動科学の理論についてわかりやすく説明しています。

『新人看護師の成長を支援するOJT』
西田朋子／医学書院（2016）

現場で展開されるOJTに焦点を当て、基盤となる考えや理論とともにOJTの実行プランを解説しています。また、学びの中心となる学習者、すなわち新人看護師の姿や語りが紹介されているのが本書の特徴です。新人指導をする側になると忘れてしまいがちな初心をあらためて思い出せるような一冊です。

第8章 経験学習の支援

看護師の臨床現場での経験を、どのように学習に変えることができるのでしょうか。本章では、経験学習の理論に基づき、患者さんとの関係、カンファレンス、看護記録を通した学習の支援の方法を理解します。

1. 経験から学ぶ

1.1　経験学習とは

実際の経験を通し、それを省察（せいさつ）することでより深く学ぶことを経験学習といいます。人材育成の領域では4段階の学習サイクルからなるコルブの経験学習モデルがよく知られています。

コルブの経験学習モデル
➡ p.22 参照

経験学習は誰もが日々の生活のなかで行っていることであり、臨床現場でも新人、ベテランを問わずすべての看護師が行っています。とはいえ、同じ経験をしても、そこから何を学ぶかには個人差があります。

たとえば、認知症ですぐに物忘れをしてしまう患者さんとの会話が成立せずに困っている看護師がいたとします。その経験から、ある看護師は「無理に会話を続けなくても患者さんが話したいことを傾聴すればよい」と学び、別の看護師は「何度も同じことを聞くことになったとしても、患者さんに話しかけていれば、過去の経験や今の感情を引き出すことができる」と学ぶかもしれません。

どちらも経験から学んだことに変わりはありませんが、後者のほうが多様な患者さんとのコミュニケーションに応用できる学びを得たといえるでしょう。

1.2　経験から学べる人

このような違いは、なぜ生じるのでしょうか。同じ経験をしても、成長する人と成長しない人がいます。成長する人、つまり経験から学べる社会人は、以下のように特徴づけられています（松尾、2013）。

・これまでやったことのない仕事や難しい仕事に取り組むことができる
・自分がした仕事を振り返り、できた理由・できない理由を自分で考える
・仕事そのものに関心や興味を感じる
・自分自身だけでなく、仕事の対象となる他者へも関心をもっている
・自分とは違う見方や考え方をもつ人とつながっている

これらを、看護の文脈に置き換えて考えてみると次のようになるでしょう。

- **難しいケアや処置にチャレンジする**
- **自分がした看護を振り返り、どうしたらよりよい看護ができるか考える**
- **看護に関心や興味をもち、看護師という職業に誇りを感じる**
- **看護の対象である患者さんに関心をもっている**
- **同年代の看護師だけでなく、幅広い年代の先輩・後輩やほかの医療従事者、職場以外の人とのつながりをもっている**

あなたの周囲には、このような特徴をもった人はいませんか。いま頭に思い浮かんだその人は、きっと経験から豊かな学びを行える人だといえます。

1.3　次につなげるリフレクション

リフレクションとは、経験した出来事を振り返り、次に活かせる教訓を得ることです。看護の領域では、反省的な意味合いで「振り返り」という言葉が使われることもありますが、リフレクションには本来、うまくできた理由を分析して今後に活用すること、今後の課題を克服するために考察することなど、未来志向の意味が含まれています。

リフレクション➡ p.22 参照

つまり、患者さんのケアをしている最中に「この方法でよいのか、もっと患者さんに負担のかからない方法はないか」と試行錯誤することも、ケアが終わった後に患者さんの反応や自分の行った方法を思い返して考え直すことも、1週間の業務を振り返って自分の仕事を自己評価することも、すべてがリフレクションといえます。

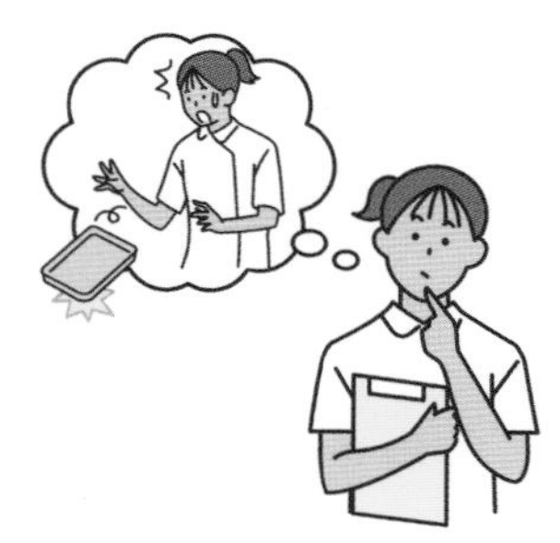

1.4　経験から学ぶ力を育てる

リフレクションする力、すなわち経験から学び成長する力は、単独で身につけられるわけではありません。経験から学べる人の特徴には、「自分とは違う見方や考え方をもつ人とつながっている」ことが挙げられています。これは他者からアドバイスを受けたり意見交換したりすることで、個人の視点・思考が広がる機会が得られるためだと考えられます。

また、経験から学ぶために必要な要素として、**ストレッチ**という考え方があります（松尾、2013）。ストレッチとは背伸びすること、つまり「問題意識をもって挑戦的で新規性のある課題に取り組む姿勢」を指します。今まで経験したことのない課題に取り組むときに、人は新たな知識や技能を獲得し、成長します。学習者を成長させる

KEYWORD 70

ストレッチ

個人や組織の成長を促進するために、背伸び（ストレッチ）をしないと届かない高い目標をあえて設定し、その達成に取り組むことをいいます。少し高い目標を設定することで、個人や組織は最大限の能力を発揮し、新しいやり方や革新的な発想を生み出して、大きな成果を上げると考えられています。

ためにも、指導者がリフレクションやストレッチにつながるきっかけを多くつくるように心がけてみましょう。

1.5 経験学習の機会

看護師の経験学習の機会は、仕事の場面だけにあるわけではありません。看護の本質は、患者さんの生活および人生を支援することにあります。生活のなかで、あるいは人生において看護師自身が経験したことや得たものは、必ず看護の役に立てられるはずです。

あなたは、自分自身や家族・友人の病気などを機に、看護観が変化した経験はありませんか。たとえば、「自分自身が子どもをもって、初めて親の気持ちがわかる」とよく言われるように、自分自身が相手と同じ立場になって初めて気づくことがあるものです。反対に、同じ立場になってみなければわからないことがあるともいえます。

若く健康な看護師が、疾病や障害のある患者さんの立場になって考えることはなかなか難しいものです。人生経験の浅い看護師が、年齢を重ねるにつれ変化する人の発達課題や危機を理解することもまた、容易ではありません。このようななかで、看護師自身の生活体験やライフイベントは、患者さんへの理解を深めるための学習機会となるはずです。仕事とプライベートは関係ないと切り離すのではなく、学習者が仕事以外の経験を看護に役立てる学習に変えられるよう働きかけてみるのもよいのではないでしょうか。

事例 看護に活かされた新人看護師の経験

小児科病棟に配属されて4カ月めの新人看護師Eさんは、発達障害をもつネフローゼ症候群の小学5年生男児の退院指導を任されることになりました。指導者が事前に指導案を書かせたところ、できあがった指導案はA4用紙1枚のあっさりした内容であったため、指導者はきちんと退院指導ができるのか不安になりました。しかし、不足部分は自分が補うつもりで、まずはやってもらうことにしました。

退院指導の当日、Eさんはメモを見ることもなく、患児にもわかりやすい言葉を使って、とても上手に生活上の注意点を伝えることができました。普段は落ち着きのない患児が興味をもってじっと聞いてくれたことで、両親もとても喜んでいました。

終わってから指導者は、「とても上手でびっくりしたよ」と褒めました。Eさんは「私、学生時代からずっと発達障害の子どもの学習支援のボランティアをしているんです。今でも休みのときは参加しているんですよ」と、はにかみながら答えました。

1.6　経験を学習につなげる

学習者の学習経験や成長過程を捉えるためには、教育計画に沿った学習の経験だけでなく、日々の多様な経験にも目を向けることが重要です（藤岡、堀編、2002）。

指導者が教えることだけでなく、学習者が日々行っている患者さんとの関わりや、定期的に行われるカンファレンス、毎日見る看護記録なども、すべて経験学習の機会となっています。

患者さんとの関係、カンファレンス、看護記録などは、さまざまな考え方を吸収し、リフレクションやストレッチにつながる機会をつくるきっかけとなります。これらの場面を振り返ることで、何気ない経験を学習に変えることができるのです。身近な当たり前のものを見過ごしてしまうのと、日々の経験から学習機会を見出していくのとでは、その後の成長に大きな違いが生じることでしょう。

学習者の経験を学習にスムーズにつなげるのに役立つ枠組みとして、**図１**に挙げた**リフレクティブサイクル**（Gibbs, 1988）があります。これは、コルブの経験学習モデルを発展させたものといえます。このモデルをみると、学習者自身がどのようなプロセスで経験を学習に変えていくのかがわかります。経験学習が苦手な学習者の場合、このようなモデルに照らし合わせることで指導者はどの段階で学習者がつまずいているのかを理解しやすくなり、段階に応じた支援をすることができます。

KEYWORD 71
リフレクティブサイクル
振り返りを促す一連の質問からなるモデルです。ギブズ（Gibbs, G.）が提唱しました。記述、感覚、評価、分析、結論、アクションプランの順に進められます。学習者が何を感じ、考えたかに焦点をあてているところに特徴があります。

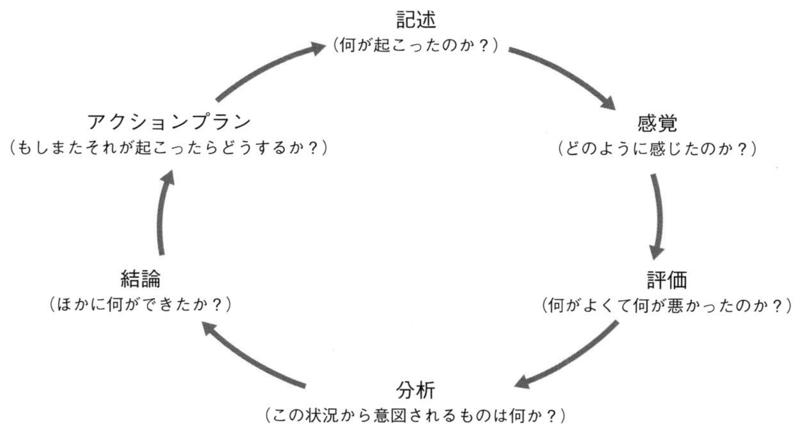

出所：田村ほか（2002），p.44 より作成

図１　リフレクティブサイクル

2. 患者さんとの関係から学ぶ

2.1　患者さんは最高の教師

「患者は最高の教師であり、ベッドサイドは最高の教室である」といわれるように、患者さんの存在なくしては、看護教育も、看護そのものも成り立ちません（藤岡、屋宜編、2004）。看護師は、実際の患者さんへのケアを通して知識・技術だけでなく、患者さんに接する上で望ましい態度も身につけていきます。

教育の対象である看護師と患者さんとの関係形成のサポートをすることも、指導者の重要な役割です。看護師が患者さんから学ぶことは多く、患者さんとのつながりが広がれば、より多様な学びが可能となるのです。

2.2　患者さんに関心をもつ

前述した経験から学ぶことができる人の特徴には、「自分自身だけでなく、仕事の対象となる他者へも関心をもっている」ことも挙げられていました。看護の第一歩は患者さんに関心をもつことであり、それがなければ何年、何十年働いても看護師としての成長は望めないでしょう。

意識のない患者さんや反応の乏しい患者さんは、コミュニケーションが困難です。加えて、点滴ルートやモニターなどの機器類が装着されて動けないような患者さんであれば、本来のその人をイメージすることさえできないこともあります。このような患者さんに関心をもてない後輩がいたら、指導者が少し介入してあげることも必要です。たとえば、「この患者さん、奥様が話していたけど、とってもユーモアが好きな方のようですよ」「さっき体を拭いたとき、気持ちよさそうな表情に見えたね」などと、本来のその人をイメージできるような働きかけをするのもよいでしょう。

「この患者さんはどんな人なのだろうか」と関心をもつことは、看護師として何ができるのか、何をすべきなのかを考えることにつながり、主体的な学びをもたらします。

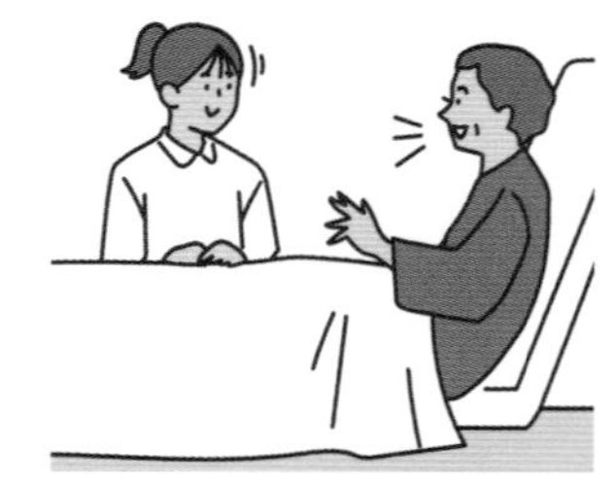

2.3　大きな成長につながる経験

看護師が成長するには、どんなことがきっかけとなるのでしょう。「処置やケアがうまくできず患者さんに迷惑をかけてしまって落ち込んだ」「ミスをして、心底ヒヤリとした」「力を注いでやったことが認められて、患者さんが喜んでくれた」などの経験ではないでしょうか。悲しかった、悔しかった、憤りを感じた、心から感動した、などの心を動かされる経験をしたときに学んだことは、そのときの感情とともに鮮烈に記憶に残り、生涯忘れないものです。

特に初めての経験や困難な課題に取り組んだ経験などによって、人は大きく成長することが知られています。そのような経験は、**一皮むけた経験**と呼ばれます。一皮むけた経験になるには、本人が真正面から課題に取り組み、そこでの経験を踏まえて自分自身を変えていくという過程があります。そして、しばらく時間が経った後に振り返ると、あの経験が一皮むけた経験だったことがわかります。看護師の場合は、患者さんとの経験から生じることが多いでしょう。学習者がそのような重要な経験をしていると考えられるときには、指導者は感情を受け止め、相談に乗りながら、経験とその振り返りを支援することで、学習や成長につなげていきましょう。

KEYWORD 72

一皮むけた経験

リーダーシップに関する研究と研修を行うクリエイティブリーダーシップ・センター（Center for Creative Leadership）が提唱した quantum leap experience の訳語です。経営学者の金井壽宏が、日本人の感性に合わせて「一皮むけた経験」として訳出しました。人の成長は漸進的に進むのではなく、ここぞというときに大きなジャンプがあるというイメージが込められています。

2.4　患者さんのためにという思い

趣味で学ぶ英会話と、海外旅行のために学ぶ英会話、大人が短期間で確実に習得できるのは後者のほうです。目的や必要性がはっきりしているときには、人は驚くほどの集中力を発揮し、学習成果を獲得できるからです。

多くの看護師は、院内研究のための統計学勉強会よりも、来週から導入される新しい輸液ポンプの使い方の講習会に関心を示します。なぜならば、それは「患者さんのため」に直結する学習であるからです。

自分のためにではなく人のために何かしたいと思うときに、人は成長します（松尾、2012）。看護師は、患者さんとの関係のなかで一皮むけた経験をし、患者さんのために何かしたいという気持ちをもち、それをきっかけとして成長していくのです。ただし、「患者さんのために」という思いは学習者に強いるものではありません。あなた自身の「患者さんのために」という思いを示すことによって、学習者の心に響かせるようにしましょう。

3. カンファレンスを通して学ぶ

3.1　カンファレンスの意義

カンファレンスは、「実践をみなおし改善を求める場、実践者が自らを変える場である」とされています（稲垣、1986）。看護師が自らを変える目的は、患者さんによりよいケアを提供するために自らを成長させるということにほかなりません。

臨床現場では、患者ケアの向上や看護業務の改善、チームワークの強化などを目的に、頻繁にカンファレンスが行われています。医師、薬剤師、管理栄養士なども交えた他職種カンファレンスの機会もあるでしょう。できるだけ多くの医療従事者が集まって情報伝達や意見交換を行うことは、チーム全体の意思統一を図り、仕事の効率性を高めるために有効です。

看護におけるカンファレンスは、看護師の情緒的支援という機能も担っています。カンファレンスでは、看護師それぞれが体験した患者ケアや看護業務に伴う苦労・困難がよく語られます。ほかの看護師とさまざまなことを話し合った後、心が軽くなったような経験をもつ人も多いのではないでしょうか。話し合いが本題からそれ、結論までたどり着けなくなってしまうこともありますが、ときにはこれも必要なのです。

KEYWORD 73

感情労働

肉体や頭脳だけでなく、感情の抑制や忍耐が求められる労働を指します。社会学者のホックシールド(Hochschild, A.) によって、従来の肉体労働と頭脳労働という分類に新たに追加されました。看護師、介護士、客室乗務員、苦情処理や顧客対応の担当者などが感情労働を必要とする職種といわれています。

看護職は**感情労働**であるといわれ、ときには自分たちの感情を抑制し、コントロールすることが求められます(武井、2001)。カンファレンスの場で語ることによって、看護師自身が普段抑えている感情にあらためて気づく場合もあります。カンファレンスは、看護師みんなで行うリフレクションであるともいえます。

このようなカンファレンスの意義を実感させることにより、新人看護師が苦手意識をもちやすいカンファレンスも、学習機会に変えることができるのではないでしょうか。

3.2 カンファレンスから学べるもの

カンファレンスにおいてグループで看護について検討することは、学習者にとって重要な意味をもちます。まずは同僚から知識や考え方を学ぶことができます。新人看護師であれば、先輩看護師の意見から多くの新しい知識を得ることができるでしょう。単なる知識だけでなく、状況の判断、業務の優先順位、看護に対する考え方などの一人前の看護師に求められる能力を身につける機会にもなります。自分の考え方を見直したり、発展させたりすることにもつながります。

また、自分自身が意見を伝える方法を学ぶ機会にもなります。相手の意見を踏まえて、自分の思考を言葉に変えて表現することは、看護師にとって大切な能力です。発言時の声の大きさやトーン、伝達すべき情報のまとめ方、わかりやすく伝える方法などにも気づくことができるでしょう。さらに、司会やファシリテーターの役割、意見を引き出して討論を充実させるテクニックも学ぶことができるはずです。

さらに、グループ・ダイナミクスを学ぶ機会にもなります。難しい状況にある患者さんへの対応について、1人では気づかないことでも複数の目で見ると気づくこともあります。それぞれがもっている情報を出し合って、有効な解決策を見出していくことの重要性を理解することができます。

KEYWORD 74
グループ・ダイナミクス
集団における個人の行動や思考が集団から影響を受け、また集団の行動もまた個人から影響を受けるという考え方です。社会心理学者レヴィン（Lewin, K.）が提唱しました。生産性の高いグループの活動を検討するのに有効な視点とされています。

3.3　カンファレンスに臨む姿勢を伝える

少人数で実施するカンファレンスには、緊張感がなく話しやすいというメリットがありますが、出される意見が少なく、考えを広げたりまとめたりすることが難しいというデメリットもあります。

病棟や施設などでのカンファレンスの場合、スタッフが多くなればそれだけ多くの意見が出る一方、その場にいるだけで発言しない、参加しないスタッフも出てきます。参加者全員がカンファレンスの目的を理解し共有していなければ、活発な意見交換も有用な討議も生まれません。また、その議題について自分なりの考えをもっていなければ、意見交換は成り立ちません。

カンファレンスで意見を述べる際には、勝手な解釈や個人的な感情ではなく、根拠をもって発言し、その発言に対して責任をもつことが必要です。自分の意見に対して反対意見が出たときには、相手の意見を尊重しながら、問題解決につながる方向性を見出そうとする姿勢が求められます。

ただの傍観者になっては、カンファレンスから学べることは限られます。カンファレンスに臨む際には、目的意識をもつこと、他人の意見から学ぶ姿勢をもつこと、自分の意見をもって参加することを、学習者にしっかりと意識させましょう。時にはあなたがそれを示したり、学習者にたずねてみるのもよいでしょう。

4. 看護記録を通して学ぶ

4.1　看護記録の機能

看護記録は、患者さんの情報の共有のためのツールとして活用されています。このほか、実践した看護行為の記録、看護行為の評価のための資料、病院機能の評価の際の資料、患者トラブルや医療事故の際の法的資料などのさまざまな役割をもっています。ほかの医療従事者や評価者となる第三者、患者さんとその家族にも公開されることを前提とした看護記録を残す必要があります。

また、看護師の経験学習を促進する教材として看護記録を捉えることもできます。ほかの看護師の記録に触れることが間接経験となり、新たな学習につながります。そして学習者が自分自身の経験を記録することは、自分の実践を振り返り教訓を得る機会にもなります。

電子カルテの普及によって、パソコンやタブレットでベッドサイドでも即時に看護記録を入力したり、確認したりすることができるようになりました。新人看護師が電子カルテを適切に扱えるようにするために、指導者は情報セキュリティや端末操作方法などを教えることも必要です。

4.2 患者情報を読み取らせる

最近では、ベッドサイドケアにかける時間を増やすために、口頭での申し送りは短縮化する傾向にあります。かつては、重要なことは申し送りで伝えられてきたのですが、これからは看護記録から自分で読み取って判断する力が求められるのです。

経験の浅い看護師が、患者情報に着目して看護記録を読むとき、まず突き当たるのは、専門用語、略語、記された情報の関連、看護師特有の表現などの壁です。専門用語や略語に関しては、その都度、調べながら覚えていくしかありません。しかし、いちいち調べるのには膨大な時間がかかる上、各施設・部署特有の用語や表現などは教えられなければわからないものもあります。用語の意味を簡潔に口頭で教え、用語に付随する知識を自分で調べさせるように促すことによって、さらなる学びが期待できます。

看護記録を使った学習促進の例を挙げてみましょう。以下は、プレドニゾロン服用中の慢性呼吸不全の患者さんの経過記録の一部です。

S：「息苦しいのは楽になりました、食欲はないですが……」

O：$O_2$2L/分、経鼻カニューレ使用中、$SpO_2$98%。チアノーゼなし。
今朝の体重58.0kg、昼食半分のみ摂取、足背浮腫（+）
本日の血液データ TP5.4g/dL、Alb3.3g/dL、WBC9,600/μL
……

A：呼吸困難は軽減している様子。先週より体重が2.0kg増加、下肢浮腫が増強している。

これは慢性呼吸不全の病態とプレドニゾロンの効果・副作用がわからなければ、読み解くことができない記録です。学習者に「この患者さんの栄養状態はどうなの？ 食欲がないのに体重が増えているのはなぜ？」と問いかけ、考えさせてみましょう。

4.3　看護実践を読み取らせる

新人や経験の浅い看護師は、学生時代に学んだ知識を実際の看護実践に結びつけられないことがあります。また、教科書などに書かれている一般的なケアが、必ずしもすべての患者さんに適しているわけではない、ということになかなか気づかないものです。同じ症状を示す患者さんがいたとしても、ある患者さんには効果的な方法が、別の患者さんにはかえって逆効果となる場合もあります。

看護師は、職場の先輩の行動を直接見て学ぶものですが、ほかの看護師がこれまで実際に行った実践成果を看護記録から学ぶこともできます。看護記録に残されている内容は、これまでの看護師の経験知の集まりであり、新人看護師の教育に大いに役立てられるべきものです（木原、仲谷、2011）。

看護記録からは、どのような症状に対してどんなケアを行ったかだけでなく、看護師が書き記したアセスメントから、根拠・理由、患者の反応・効果を学ぶことができるはずです。

また、先輩の看護記録を読むことによって、新人看護師はわかりやすい表現、看護記録としてふさわしい表現を学ぶことができます。ただやみくもに看護記録を読ませるのではなく、何に着目するかをほんの少し指示することによって、看護記録から学べることが広がります。

本章のまとめ

1. 経験から学ぶためには、自己の経験を振り返るリフレクションが必要です。
2. 学習者が自己の経験を学習へと変えていくプロセスを説明する枠組みとして、リフレクティブサイクルがあります。
3. 患者さんとの関係、カンファレンスの場面、看護記録なども経験学習の機会と捉え、看護師の学びの場を広げましょう。

ワーク

1. あなたの「一皮むけた経験」はどのようなものでしたか。その経験と成長を振り返ってみましょう。
2. 新人看護師がカンファレンスを通して多くのことを学ぶために、あなたはどのようなアドバイスができますか。
3. 新人看護師の久保さんは、仕事の優先順位がつけられずに右往左往しています。優先順位をつけて仕事ができるように、まずは久保さんに1日の仕事を振り返ってもらうことにしました。あなたは、久保さんの振り返りをどのように支援したらよいでしょうか。

／ 推薦図書 ／

『体験学習の展開』（看護教育実践シリーズ 5）
高橋平徳、内藤知佐子編／医学書院（2019）

本書は看護教員向けに書かれた書籍ですが、体験学習を支援する立場にある指導者すべてに役立つ内容が網羅されています。学びにつながる体験学習の計画、効果的な振り返り場面の設定など、臨床現場での新人指導に活用できる具体的な方法が紹介されています。

『職場が生きる 人が育つ――「経験学習」入門』
松尾 睦／ダイヤモンド社（2011）

経験学習の理論と実際の応用方法について扱っている本です。優れた実務家に対するインタビューを交えつつ、現場で応用できる育成ツールも紹介しながら、経験から学ぶ力の身につけ方をわかりやすく解説しています。

『その先の看護を変える気づき――学びつづけるナースたち』
柳田邦男、陣田泰子、佐藤紀子編／医学書院（2013）

看護学生や臨床看護師が経験した忘れられない出来事が、当事者の言葉で語られた物語として紹介されています。書くこと、振り返ることで、自らの経験から何を学ぶことができるのかに気づかされます。

第9章 コーチングの技法

看護師が学習目標を達成するために、指導者として支援できることはどのようなことでしょうか。本章では、コーチングの技法に基づき、看護師の育成に役立つ具体的な技法を身につけます。

1. 望む場所に送り届ける技法

1.1　コーチは馬車だった

ファッションブランドのCOACHのロゴをよく見たことがありますか。ロゴには馬車が描かれています。そもそも「コーチ」という言葉は、「馬車」を意味していました。馬車には、「大切な人をその人が望むところまで送り届ける」という役割があるため、スポーツの分野での指導者などにも「コーチ」という言葉が使用されるようになりました。

現在、コーチングという用語は、広く人材育成において利用されています。コーチングは、さまざまな教育現場における実践のなかで、その概念や技法を発展させてきましたが、学習者が望む場所に送り届けることに本質があります。

1.2　看護の現場で有効な技法

看護師はさまざまな場面で指導を行っていますが、日常の仕事に根差した教育場面においてコーチングの技法は有効です。

一般的に看護師は、コミュニケーション能力が高いといわれます。職業上、患者さんや医師などの多職種とのコミュニケーションについては工夫するよう心がけているはずです。そのなかでは、コーチングの技法のいくつかを、すでに自然と使用しているかもしれません。

ただし、後輩の看護師に対しても十分にコミュニケーションを工夫しているかといわれると、できていない場合が多いようです。後輩の看護師の教育という場面においても、患者さんに対してと同様にコミュニケーションを工夫する姿勢が求められます。

1.3　コーチングの基本的な考え方

コーチングの技法は、学習者中心の教育観を背景にしています。目標を設定したり課題を解決したりするのは、最終的には学習者自身だという考え方です。この教育観のもとでは指導者は支援者としての役割が重要です。

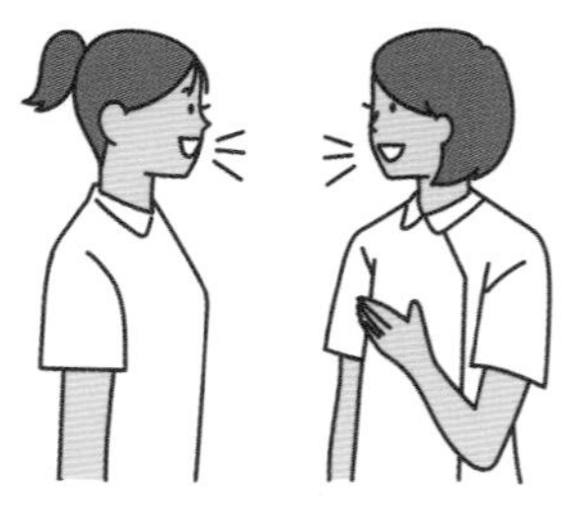

支援者である指導者は、一方向ではなく双方向のコミュニケーションが求められます。学習者の意見を聞きながら指導していくという方法です。また、継続的にコミュニケーションをとることが重要です。一度の指導で終わりではなく、学習者の成長を見守っていくのです。さらに、1対1で話す機会も多いので、相手の特性に合わせてコミュニケーションの方法を工夫することも重要です。

2. 気軽に話し合える関係を築く

2.1　後輩は先輩に心を開きにくい

あなたは自分自身が新人看護師だったときのことを覚えているでしょうか。初めての経験ばかりで、緊張の毎日を過ごしていたのではないでしょうか。そして先輩看護師に対しては、尊敬の念をもちながらも、同時に怖さも感じていたのではないでしょうか。

多くの新人看護師は、先輩看護師に心を開きにくいと考えておいたほうがよいでしょう。したがって、新人看護師があなたと何でも話せる関係になるのには意識的な働きかけや配慮が必要です。まずは、「私はあなたの敵ではありません」ということが確実に伝わるようにしましょう。

教育対象の看護師があなたと話しにくいと感じれば、自分のできないことや失敗したことをきちんと話してくれないでしょう。効果的に指導するためにも、気軽に話し合える関係を築くことが求めら

column　コーチングはティーチングと違うのか

コーチングとティーチングは異なる、コーチングとトレーニングは異なる、ということがよく書籍などに書かれています。語源となった馬車（coach）と列車（train）の違いから説明されることもあります。また、コーチングは学習者中心であるが、ティーチングやトレーニングは指導者中心だといった指摘もあります。

一見、うまく説明しているようにみえますが、筆者には違和感があります。コーチングの概念や技法が実践のなかで発展したという経緯は理解していますが、その教育観や具体的な技法は、教育学が対象としてきた領域に基本的には含まれます。教育学では当然のように学習者の学習を重視していますし、個別指導や発問などの教育学の知見の蓄積とコーチングの内容には多くの共通点がみられます。コーチングはティーチングと違うという議論を聞くと、教育学の知見と関連づけたほうがコーチングの技法も発展すると考えている筆者には少し残念な気がします。

れるのです。このような互いに信頼し安心して交流することができる関係はラポールと呼ばれます。

また、個々の関係だけでなく職場において構成員が率直に意見を言える環境にすることも重要です。職場での**心理的安全性**が、学習、イノベーション、成長をもたらすことが指摘されています（エドモンドソン、2021）。

2.2　ペーシングとミラーリングを使う

気軽に話し合える関係を築くために、ペーシングとミラーリングという技法があります。

ペーシングは、相手の話し方に自分の話し方を合わせることです。話す言葉、速度、リズム、抑揚、声の大きさなどを相手に合わせます。たとえば、喫茶店で「冷たい紅茶をお願いします」と注文したのに、「アイスティーですね」と言われると、なんだか訂正されたような気持ちがするでしょう。同様に、声の速度や大きさが異なると、お互いに壁を感じてしまうようです。相手の話し方に合わせて話してみましょう。

ミラーリングもペーシングに似た概念ですが、ミラーリングは言葉ではなく動作を相手に合わせていく技法です。ミラーリングのミラーは鏡です。つまり、鏡に映っているように、相手の動作に自分も合わせることです。たとえば、立っている人と話すときは、椅子から立ち上がって目の高さを合わせるといったものです。

ペーシングやミラーリングはコミュニケーション上でのちょっとした工夫です。もちろん、相手に違和感を与えない程度に、適度に自然に行うことが大切です。

2.3　傾聴のスキルを高める

相手の話を聴くというのは、コミュニケーションの基本です。自分の話をきちんと聴いてくれていると思えば、相手に受け入れられている、尊重されていると感じます。そして、自分のことを話そうと考えるものです。話すことは自分のなかで話を整理することにつながります。相手の話をしっかりと聴くことを、**傾聴**といいます。

傾聴というのは、漫然とただ聞いていればよいというものではありません。積極的に聴こうとする姿勢が大切です。うなずく、相づちを打つなどはその基本的なものです。ペーシングやミラーリングをしながら行うと効果的です。そうした傾聴のスキルには、次のようなものがあります。

KEYWORD 75

ラポール

互いに信頼し合い安心して感情の交流ができる関係が成立している状態です。ラポールが形成されると、コミュニケーションが円滑になったり、心を開いて悩みを打ち明けたりするなどの効果があります。

KEYWORD 76

心理的安全性

支援を求めたりミスを認めたりして対人関係のリスクを取っても、公式、非公式を問わず制裁を受けるような結果にはならないと信じられることです。1999 年にエドモンドソン（Edmondson, A.）によって提唱され、パフォーマンスが高いチームに共通してみられた要因の１つとして明らかになっています。

KEYWORD 77

ペーシング

相手の話し方に自分の話し方を合わせるコミュニケーションの技法です。話す言葉、速度、リズム、抑揚、声の大きさなどを相手に合わせることで、共通点があると無意識的に感じることで信頼関係を築く効果があります。

KEYWORD 78

ミラーリング

身振り手振りなどの相手の動作を自分に取り入れるコミュニケーションの技法です。鏡（ミラー）に映っているように相手の動作に自分も合わせていくことから名づけられています。同じ動作の人に対して、自分に似た存在と無意識に捉えることで信頼関係を築く効果があります。

KEYWORD 79

傾　聴

相手の話をただ受け身的に聞くのではなく、共感を示しながら能動的に聴くことです。カウンセリング技法の１つです。会話のなかでうなずき、相づち、アイコンタクト、要約を行うなどの方法があります。

・忙しいように見せない
・相手の話に関心があるという姿勢を見せる
・うなずく
・相づちを打つ
・話のキーワードを繰り返す
・要約し確認する
・相手に共感していることを示す
・最後まで話を聴く
・まずは話を聴いて、すぐに評価しない
・「でも」「しかし」のような否定的な接続詞を使わない
・多少の沈黙にも我慢をする

2.4 聴くだけでなく自分の意見も伝える

コミュニケーションにおいて聴くことは重要ですが、自分の意見を言わずに聴いておけばよいというわけではありません。特に教育場面においては、指導者として学習者に伝えなければならないことがあります。その際に３種類のコミュニケーションの形を理解しておくとよいでしょう。

・自分の主張を優先したコミュニケーション
・相手の主張を優先したコミュニケーション
・互いの主張を大事にしたコミュニケーション

自分の主張を優先したコミュニケーションでは、自分の主張は抑えることなく表現していますが、相手の気持ちは考慮していないので、相手は不快な思いをするかもしれません。失敗した相手に対して、理由や言い分などを聞かず、頭ごなしに叱るような場合があてはまります。

相手の主張を重視したコミュニケーションでは、相手の主張を優先してばかりになり、結果として学習目標を達成できない恐れがあ

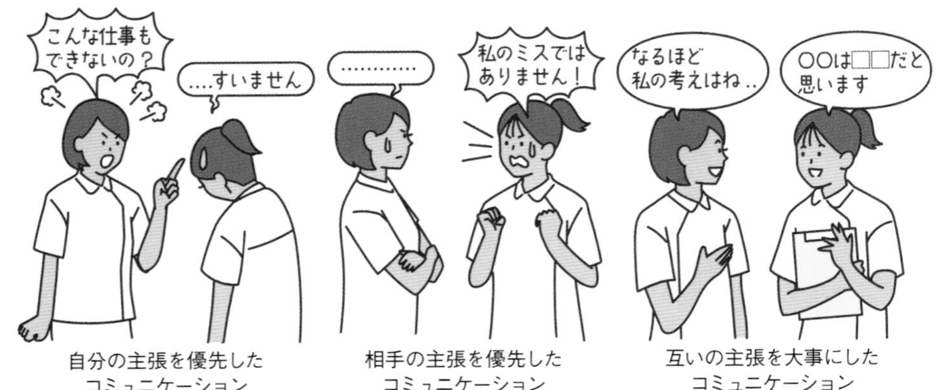

ります。また、自分の気持ちを抑え続けていると、次第に不満が募るかもしれません。

教育の場面では、互いの主張を大事にしたコミュニケーションが重要です。そういったコミュニケーションを実現させるためのスキルをアサーションスキルということがあります。相手を不快な気持ちにさせずに自分の意見を伝えながら、相手の意見も聴くというものです。自分の気持ちや考えを、率直にその場にふさわしい方法で表現することや、お互いの意見が食い違っても、それを認めながらお互いに納得できる方法を探すことが大切です。

2.5 観察して承認する

指導のなかで相手の変化や成長に気づき、それを言葉にして伝えることは重要です。そのような行為を**承認**といいます。人にはそもそも承認されたいという欲求があり、他人に承認されると意欲を高めるものです。

承認のスキルを高めるためには、相手をきちんと観察し、適切な場面にほめ言葉をかけることが大切です。「私が担当している新人看護師にはほめる要素が見つからない」という声をときどき聞きますが、その多くは十分に観察していないことによります。「いつも早く来てくれるね」や「患者さんへのあなたの笑顔がいいね」などと観察をして気づいたことを具体的に話すと、言われた本人は、自分のことを見てもらっていると実感することができます。さらに、さまざまな場面に応じたほめ言葉をもつことも重要です。

承認を伝えるときは、「あなた」「私」「私たち」の3つの立場を使い分けると有効です。「私」「私たち」を主語にしたほめ言葉は、Ｉメッセージ、Weメッセージと呼ばれる有効な技法です。

自分を主語にしたほめ言葉をかけることが苦手な人もいるかもしれません。慣れていない人は簡単な言葉から始めるのもよいでしょう。「ありがとう」も「私」を主語としたほめ言葉です。「おかげで助かったよ」「私たちの励みになったよ」「あなたの成長を見ることができてうれしいよ」「あなたが頑張ったので、私たちも頑張れたよ」「病院としても名誉なことだよ」など、自分に合った言葉を使って、観察した具体的な内容とともに伝えましょう。

2.6 クッション言葉で言いにくいことを伝える

指導しなければならない場面で、相手が傷つくのではないかと考え、うまく言いたいことが言えないという看護師は少なくないようです。言いにくいことを自然に言うことも、指導者にとって重要な

KEYWORD 80
アサーションスキル
自分の意見を率直に、対等に伝えるコミュニケーションの技法です。アサーションは、「主張」や「断定」の意味があります。攻撃的になることも受け身的になることもなく、自分も相手も尊重して適切に自己表現することを目指します。

KEYWORD 81
承　認
相手の存在を認めることです。ほめることは承認の１つの方法ですが、あいさつをすること、事実を伝えること、仕事を任せることなども含まれます。相手をよく観察することが大切です。

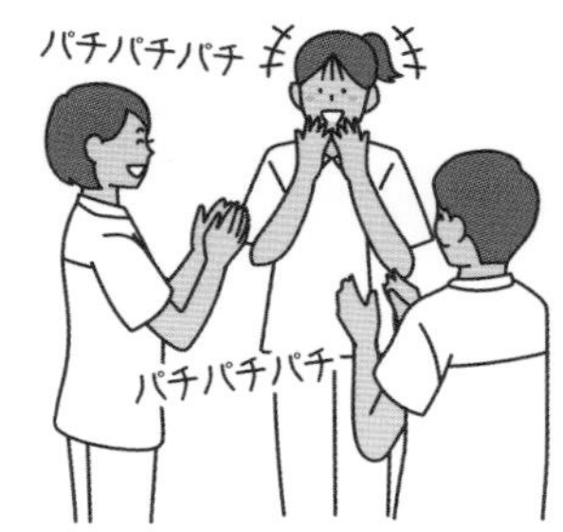

アサーションスキルです。

就職活動における不採用通知から学べることがあります。不採用通知というのは、簡単に言えば「あなたを採用しません」と相手にとって厳しい内容を伝える文章です。そこで多くの通知には、「慎重に選考を重ねました結果、まことに残念ながら今回については採用を見送らせていただくことになりました」「今回は予想を上回る多数のご応募をいただき、当院といたしましても大変苦慮した上での決定であることを申し添えます」などの、相手に対する衝撃をやわらげる言葉が多数含まれています。

あなたも日々の生活で、相手に対する衝撃をやわらげる言葉を使っているはずです。「差し支えなければ」や「お手数ですが」などがその例です。これらの言葉は**クッション言葉**といわれます。

KEYWORD 82

クッション言葉

相手に対する衝撃をやわらげるために前置きとして添える言葉です。枕詞と呼ばれることもあります。相手に依頼するとき、相手の申し出を断るとき、相手を注意するときなどのそのまま伝えてしまうときつい印象や不快感を与える恐れがある場合に使用されます。

指導の場面でも、このようなクッション言葉が大切です。クッション言葉を使うことで、言いにくいことも自然に言え、学習者も配慮されていると感じ、素直に聞けるようになります。

クッション言葉には、次のようなものがあります。

- 「忙しいなかで申し訳ないんだけど」
- 「言いたいことがあるけど言ってもいいかな」
- 「これは私の考えだけど」
- 「そういう考えもあると思うけど」
- 「あなたの気持ちもよくわかるんだけど」
- 「あなたの成長のためにあえて言うと」

3. 学習者の思考を刺激する

3.1　質問で学習を促進する

質問は単に情報収集のためだけにするものではありません。たとえば、「甘いものは好きですか」や「最近、映画館に行っていますか」などは、相手に関心をもっていることを間接的に伝える質問といえます。質問を通して、相手に関心や好意を示すことができるのです。

もう1つ、指導者として実践すべき種類の質問があります。それは、相手の考えを深めるような質問です。これは、教育学において**発問**と呼ばれる技法です。質問を通して学習者にしっかりと考えさせることによって学習効果を高めることができます。

KEYWORD 83

発　問

指導者が学習者に対して行う教育的な意図をもった問いかけのことです。発問することで本人の問題意識を引き出したり、発想を広げたり、思考を深めさせたりすることができます。

3.2　質問の種類と特徴を理解する

質問にはさまざまな種類があります。以下では質問を分類することのできる３つの視点を紹介します。

(1)　自分が答えをわかっている質問とわからない質問

自分が答えをわかっていても、指導という観点から必要となる質問があります。「次の作業のために何を準備したらよいかな」や「今回の患者さんに、なぜ私がこの手順で対応したのかわかるかな」などがあてはまります。ただし、指導者が答えをわかっている質問を出し続けると、学習者は試験を受けているように感じるため、適度な頻度で使用しましょう。

(2)　クローズドクエスチョンとオープンクエスチョン

「あの患者さんの家族は来ていますか」のように、相手がすぐに「はい」「いいえ」で答えられるものがクローズドクエスチョンです。事実をはっきりさせるときに有効です。

「あの患者さんの状態をどう思いましたか」のように、自由に答えられるものがオープンクエスチョンです。回答を得るまでに時間がかかりますが、質問された側は、答えを考えるプロセスのなかで、さまざまな気づきを得ることができます。

(3)　過去質問と未来質問

「なぜうまくいかなかったのかな」など、過去のことを聞くのが過去質問です。過去について聞くことは、相手の考えを引き出すのに有効です。一方、「また同じようなことが起きたらどうしたらよいかな」など、未来のことを聞くのが未来質問です。リフレクションを促す場面では、過去質問から始まり、未来質問で終わるという流れを想定しておくとよいでしょう。

多くの質問は上の３つの視点から分類できます。たとえば、「次からあの患者さんに対してはどのような対応をしたらよいかな」という質問は、自分で答えがある程度わかっている質問であり、オープンクエスチョンであり、未来質問です。質問の種類と特徴を理解して、適切な形態と内容の質問を学習者に投げかけましょう。

また、質問が詰問にならないように注意しましょう。詰問とは、相手を責めて厳しく問いただす行為です。たとえば、「何度言えばわかるの？」という質問は、受け手が返答に困ることになるでしょう。特に過去に関する否定的な質問は、学習者を萎縮させる恐れがあります。そのような場合は、未来の肯定的な発問にできるとよい

KEYWORD 84

クローズドクエスチョン

「はい」か「いいえ」のように答えが限られる質問です。対話のスピードを必要とするときや物事を確認するときに効果的です。ただし、答えが限定されるので、答える側が窮屈に感じる場合もあります。

KEYWORD 85

オープンクエスチョン

「なぜ」「どのように」などの、自由に答えることのできる質問です。相手に考えさせたいときやこちらが考えつかないような答えを期待するときに効果的です。考えるというプロセスを経て、答える側に気づきが期待されます。

でしょう。具体的には、「なぜできなかったのですか？」ではなく、「次からどのようにすればよいと考えますか？」と前向きになれるような表現を使うとよいでしょう。

3.3　リフレーミングで新たな見方を与える

「入院はいやだな」という患者さんに対して、「いや、神様がくれたお休みだよ。この際ゆっくり治したほうがいいよ」という患者さんの家族の話を聞いたことがありませんか。「入院はいやだな」という否定的な見方を「神様がくれたお休みだよ」と肯定的な見方に変えています。

このように物事を違う枠組みで捉えることをリフレーミングといいます。リフレーミングは指導場面において効果的に活用することができます。経験の少ない看護師は自分が失敗して落ち込むと、物事の一面しか見えなくなってしまう傾向があります。失敗は成長への一歩でもあることを伝えることも必要でしょう。否定的な気持ちをもったまま、本来の力が出せないということがないよう、リフレーミングのスキルで前向きな気持ちに変えてあげましょう。

KEYWORD 86
リフレーミング
ある枠組みで捉えられている事象を違う枠組みで見ることで、カウンセリング技法の１つです。否定的に受け取れる意味を肯定的な意味に変えるなど、異なった見方を与えることができます。

リフレーミングの具体例として、以下のようなものがあります。

- 「あと１時間しかない」→「まだ１時間もある」
- 「失敗した」→「成長する機会だ」
- 「自分の仕事の進め方にイライラする」→「早く一人前になりたい」
- 「忙しすぎる」→「必要とされている」
- 「よく叱られる」→「期待されている」
- 「できない仕事を振られた」→「仕事の幅を広げる機会だ」
- 「仕事に自信がもてない」→「慎重さが求められる仕事なのでよいことでもある」
- 「上司の理不尽な要求は困る」→「自分がどのような上司になったらよいかを学んでいる」

4. 枠組みで学習者の思考をまとめる

4.1　場当たり的に話されるのはつらい

あなたが話していて、「あれ、何の話をしていたのだっけ？」と感じた経験はありませんか。また、他人から場当たり的に話されることにストレスを感じた経験はないでしょうか。

学習者との会話のなかでは、脱線したり無駄なことを話したりすることもときには大事かもしれません。しかし、指導者には限られた時間のなかで効率的に会話することも求められます。効率的に会話をする1つの方法は、会話の展開や枠組みを頭のなかにもっておくことです。

4.2　経験を学習につなげる

学習者の経験を学習にスムーズにつなげることは、指導者にとって重要な役割です。その際に使える枠組みとして、リフレクティブサイクルがあります。

リフレクティブサイクル
➡ p.87 参照

リフレクティブサイクルは、記述、感覚、評価、分析、結論、アクションプランの６つのステップを経るというモデルです。このステップに沿って指導者が質問をすることで、学習者の経験を学習につなげることができます。

リフレクティブサイクルの適用例として、ベッドに座っていた患者さんが床に転倒したという事例を紹介します。６つのステップに沿って指導者が質問をすることで、学習者が経験を自分の言葉で振り返り、学習につなげているのがわかるでしょう。

事例　リフレクティブサイクルを適用した会話

〈記述〉
指導者「患者さんが転倒したと聞いたんだけど、どんな状況だった？」
新人看護師「私が目を離したときに患者さんが転倒して、患者さんが床に膝と手をついて、看護師さーんと呼ばれました」
〈感覚〉
指導者「そのとき、あなたはどう思った？」
新人看護師「まずは、しまったと思いました。患者さんがけがをしていないか、頭を打ったりしていないかと心配しました」
〈評価〉
指導者「転倒で患者さんにどんな影響があるかな？」
新人看護師「患者さんに怖い思いをさせてしまいました。けががなかったのが救いです。次からは二度と同じ間違いはできないと思いました」
〈分析〉
指導者「転倒の原因になったのは？」
新人看護師「患者さんは座位の保持が不十分なのに、私は１人で座っていられるだろうと思って、隣の患者さんのところへ行ってしまったことだと思います」
〈結論〉
指導者「ほかの患者さんにも呼ばれていたんだよね、そういうときはどうしたらよかったと思う？」
新人看護師「ナースコールでほかのスタッフを呼んで、隣の患者さんの対応をお願いすればよかったです」

〈アクションプラン〉
指導者「転倒が起こらないようにするためには、次からはどうする？」
新人看護師「患者さんがどのぐらい姿勢保持できるかしっかり把握します。その場を離れないようにします」

4.3　目標に向けて実行を決心させる

KEYWORD 87
GROWモデル
目標の達成に向けた行動を促す4つの段階を示したモデルです。Goal（目標設定）、Reality（現状把握）、Options（方法の選択）、Will（目標達成の意思確認）の頭文字を取っています。

目標を立ててそれに向かって実行させることは、指導者にとって重要なことです。その際に役立つのはGROWモデルです。**図1**のように目標設定（Goal）、現状把握（Reality）、方法の選択（Options）、目標達成の意思確認（Will）という4つのステップで話を進めるという方法です。

目標設定	あなたの達成したい目標はどんなことですか？
↓	
現状把握	現在、どのような状況にありますか？
↓	
方法の選択	どのような方法で目標を達成しますか？
↓	
目標達成の意思確認	いつから実行する予定ですか？

図1　GROWモデル

GROWモデルの適用例として、点滴静脈内注射が苦手な新人看護師への対応という事例を紹介します。4つのステップに沿って指導者が質問することで、学習者が達成したい目標と、それを達成する方法を明確にし、実行を決心させていく過程がわかるでしょう。

事例　GROWモデルを適用した会話

〈目標設定〉
新人看護師「点滴を任されることが増えてきたのですが、それが苦手で……」
指導者「そうなんだ。点滴静脈内注射がしっかりできるようになりたいと思っているのね」
新人看護師「はい、患者さんが長時間安全に点滴できるようにしたいんです」
指導者「針を刺すだけではなくて、その後が大事だものね。それはよい目標だと思うよ」
〈現状把握〉
指導者「具体的にはどんなところが苦手だと感じているの？」

新人看護師「先輩に教えてもらって、翼状針を刺すところまでは何とかできるようになったんです。でも、その後テープで固定するのがうまくできなくて、患者さんから痛いと言われたり、動くとすぐ漏れてしまったりで……」

〈方法の選択〉

指導者「自分でまずいところに気づいてるんだね。じゃあ、さしあたってどうしよう？」

新人看護師「うーん、練習が必要だと思うんですけど、どうやって練習できるんだろう？」

指導者「針の固定だったら、針の角度とかテープの場所とかに工夫がいるってことかな。患者さんには迷惑はかけられないから、たとえば、私の腕を使ったり、スポンジに処置用シーツを巻いたものに針を刺して固定する練習をしてみるのはどう？」

新人看護師「そうですね、肘枕を使ってみます、１人でも練習できるので」

〈目標達成の意思確認〉

指導者「いいね、前向きだね。じゃあ、いつから練習始めようか？」

新人看護師「今日、仕事が終わってから処置室でやってみます。申し訳ないのですが、最初だけ見ててもらえませんか？」

指導者「もちろん！　肘枕で慣れたら、私の腕を使ってやってみましょう」

本章のまとめ

1. コーチングとは、学習者が望む場所に送り届ける技法です。
2. ペーシング、ミラーリング、傾聴のスキル、アサーションスキル、承認のスキル、クッション言葉を使って、気軽に話し合える関係を築きましょう。
3. 適切な質問とリフレーミングで学習者の思考を刺激しましょう。
4. リフレクティブサイクルとGROWモデルの枠組みで学習者の思考をまとめましょう。

ワーク

1. 本章で紹介したコーチングの技法を、意識して使用していた技法、無意識に使用していた技法、これまで使用していなかった技法の3種類に分類してみましょう。
2. あなたは教育の場面でどのような種類の質問をしてきたのかを振り返ってみましょう。そして、学習者の思考を刺激するには、どのような質問を投げかけたらよいでしょうか。
3. 新人看護師の剣持さんが、糖尿病の患者さんに「治療食以外のものを勝手に食べないでください」と伝えたところ、患者さんから怒られてしまい落ち込んでいます。剣持さんに対する指導の場面で有効なコーチングの技法はどのようなものでしょうか。

推薦図書

『看護管理者のための「教え方」「育て方」講座――誰も教えてくれなかった最強のファシリテーション&コーチング術』
内藤知佐子／メディカ出版（2019）

看護管理者のための指導方法が、ファシリテーションとコーチングからまとめられた書籍です。新人、若手、中途採用者、中堅、ベテランなどの対象別に具体的な会話形式での解説が盛り込まれています。

『スマ子・まめ子とマンガで学ぶ新人・後輩指導コーチングスキル超入門』
奥田弘美／メディカ出版（2012）

精神科医によって書かれたコーチングスキルのわかりやすい書籍です。新人看護師の指導者を主な対象として、コーチングスキル、その実際の指導方法、コミュニケーションの取り方などについてイラストを用いて説明しています。

『恐れのない組織――「心理的安全性」が学習・イノベーション・成長をもたらす』
エイミー・C・エドモンドソン（野津智子訳）／英治出版（2021）

学習や成長につながる心理的安全性について理解することができる書籍です。ハーバード・ビジネス・スクール教授によって心理的安全性の効果や心理的安全性を高めるための方法や組織づくりがまとめられています。

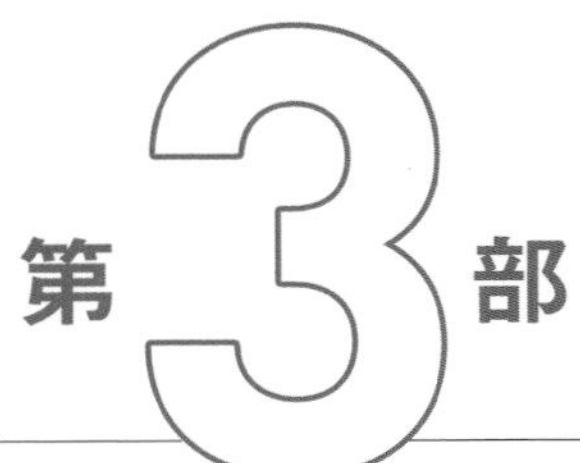

第3部 集合研修の方法

第10章 講義の方法

多人数を対象とした効果的な講義はどのようにつくることができるのでしょうか。本章では、講義の展開方法、効果的な説明方法、教材開発の方法について理解します。

1. 講義法の特徴を理解する

1.1 昔も今も代表的な教育方法

多くの学習者に知識を教えようとする場合、教員や研修講師が学習者に対して身につけるべき知識を示し説明していく、講義法が一般的です。職場の集合研修でも講義法がよく採用されています。

複数の人に何かを教えたり説明したりする講義法は、教員や研修講師だけに必要な能力ではありません。たとえば、チームリーダーや指導者になれば、複数人のチームメンバーに何かを説明したり、複数の看護師に業務を教えたりする機会があるはずです。講義法は、すべての看護師にとって役立つ教育方法の1つです。

KEYWORD 88

講義法

指導者が複数の学習者に対して、知識を示し、説明していくものです。多人数の学習者に多くの知識を効果的に教えることができる、学習内容をコントロールしやすいなどの利点が挙げられます。反面、学習者は説明を聞くことが主な活動となるため、受動的になりがちです。

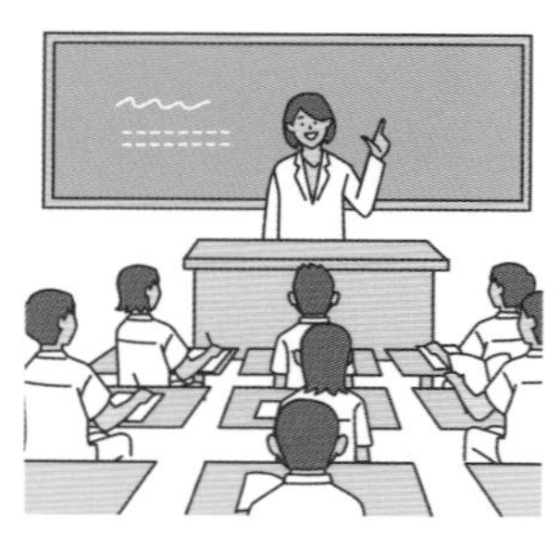

1.2 多人数に多くの知識を伝達できる

講義法は、1人の講師が多数の学習者に対して、一斉に知識を伝えることができます。指導者と学習者の距離が近く、じっくり丁寧に教えることができるのは少人数での学習ですが、学習者の人数や費用などを考えると、すべてを少人数で行うというのは非現実的です。

また講義法では、説明役の講師から聞き役の学習者へと情報が提供されます。その結果、学習者同士の議論や発表を取り入れた学習形態に比べて、より多くの知識を学習者に伝えることができます。

1.3 講義には工夫の余地がたくさん

しかしながら、多くの講義法を学習者として経験してきた私たちは、この方法の問題点もよく知っているはずです。講義の最中、学習者は椅子に座って一方的に説明を聞きます。ボーッとしたり、長々と続く説明に退屈して、うっかり眠ってしまうこともあるでしょう。

そのため、学習者の意欲を高める形で講義法を実施することが重要です。

2. 導入・展開・まとめで構成する

2.1　突然始まる、急に終わる、ではわからない

あなたがこれまで受けてきた授業や研修を振り返ってください。

開始のベルと同時に、「教科書の○○ページを見てください。この○○は……」と唐突に説明を始める教員はいませんでしたか。まだ学習者がノートや教科書を準備しているにもかかわらず、です。これでは、授業や研修の内容がよくわからないまま進んでいくことになります。

また、重要な話をしているときに終わりの時間になってしまい、「今日はここまで」と唐突に終わらせる教員はいませんでしたか。時間を守ることは大切ですが、これでは重要な話が「尻切れトンボ」になってしまいます。学習者は「結局、今日は何を学んだのだろう？」とモヤモヤした気持ちになるかもしれません。

2.2　導入・展開・まとめの型

多人数の研修でも少人数の指導でも、教育という活動には適切な流れをつくる必要があります。説明を突然始めたり、いきなり終わらせたりすれば、流れが悪くなり、学習者の学びも中途半端なものになってしまいます。それでは、どのように組み立てれば、学習者は落ち着いて学ぶことができるでしょうか。

基本的に導入・展開・まとめの３つのパートに分けて構成します。導入ははじめの部分、まとめは最後の部分、展開はその間のメインの部分です。各段階で重要なポイントを確認しましょう。

KEYWORD 89

導入・展開・まとめ

指導を行う際の基本的な流れです。導入では、学習者にやる気を起こさせるような工夫が大切です。展開では、どの学習者にも主体的に取り組ませるような工夫が必要です。まとめでは、学習成果を確認し、発展学習に導きます。

2.3　学びの環境を整える導入

研修のはじめの導入部分では、学習が効果的に進むように環境を整えます。次の３つを意識します。

(1) 興味・関心を引く

研修の開始と同時に、学習者が、すぐに話を聞く準備ができるとは限りません。資料を用意するのに手間取っている人、関係ない話をしている人、あるいは「何を言われるのだろう」と緊張している人もいるかもしれません。そこで講師は最初に、場の緊張を解きながら、学習者の興味・関心を引きつける必要があります。そのために簡単な質問をする、講義内容に関係する新聞・雑誌の記事を示す、学習者の経験を書かせるなどの工夫ができます。

(2) 目標と手順をはっきり示す

何を学ぶのか、どんな知識・技能が身につくのかわからない研修

ほど学習者にとってつらいものはありません。「この研修は『患者さんに対するコミュニケーション』について扱います」「あなたが『コミュニケーション・スキル』の知識を身につけ、『実際に使える』ようになることを目指します」などと、学習目標や身につけてもらいたい知識・技能・態度をはっきり伝えましょう。

また、何をどのような順番で学習するのかを学習者に示しておくことも重要です。次に何を学ぶのか、あるいはいつ終わるのかがわからないと学習者も不安になります。「この研修では、最初に『基礎知識の説明』をして、次に『グループ実践』をして、最後に『まとめとしての発表』をしてもらいます」というように、はじめに全体の見取り図を示しましょう。

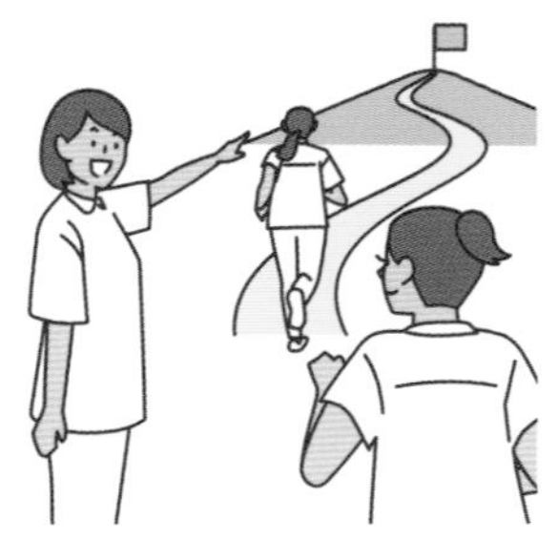

(3) 学習者の知識や経験を引き出す

私たちは、すでに知っている知識や技能をもとに、新しい知識や技能を身につけていきます。たとえば、「片麻痺のある患者さんへのリハビリテーション」を学ぶときには、すでに知っている解剖・病態生理に関する知識や自分が行ってきた看護の経験と結びつけて、片麻痺やリハビリテーションに関する新しい知識や技能を学んでいきます。このように、すでにもっている知識・技能に結びつけることでスムーズに行われる学習を**有意味受容学習**と呼びます。学習のはじめに、これから教える内容に関わる学習者のもっている知識・経験を振り返らせるようにしましょう。

KEYWORD 90

有意味受容学習

教育心理学者のオーズベル（Ausubel, D.）が提唱した用語で、新しく学習する知識を学習者がすでにもっている知識に関係づけて記憶する学習を指します。一方、知識体系に関係づけることなく、ただ逐語的に丸暗記することを機械的受容学習といいます。

2.4 講義のメインとなる展開

展開のパートは、講義のメインとなる部分です。次の4つを意識しましょう。

(1) 内容を絞り込む

講義法を実施すると、多くのことを説明しようとして、情報量が多くなりがちです。一方で、多すぎる情報は学習者を混乱させ、消化不良を起こします。「こんなに学習すべき内容があるのか」と思わせることで、学習者の意欲が下がってしまうかもしれません。本当に重要な情報だけに絞り込み、説明もゆっくり丁寧に行うことを心がけましょう。

(2) 課題に取り組む時間を設ける

講師が一方的に話し続けるだけでは、たとえやる気のある学習者であっても徐々に集中力が下がってきます。長々と説明を続けるのではなく、講義の間に課題を取り入れ、学習者に考えさせる時間を設けましょう。たとえば、研修内容に関係する経験を書かせたり、事例を示して解決策を考えさせたりするのもよいでしょう。

(3) 理解度を確認する

一方的に説明する講義法では学習者の反応を見落としがちになります。多くの学習者が説明の内容を理解していないことに、講師が気づかないということもあります。このような失敗をしないためにも、講師は学習者がどこまで内容を理解しているのか確認するようにしましょう。説明した内容についてこまめに質問する、課題に取り組ませて回答をチェックするなどの工夫もあります。

(4) 学習の順序を考える

同じテーマを学習する場合でも、全く違った形の学習がデザインできます。1つは**演繹学習**(えんえき)と呼ばれる方法で、最初に基本となる知識、枠組みを教え、その後で応用問題に取り組ませるものです。英語学習を例にとれば、最初に文法や基礎文型、基礎単語の学習から入り、その後、実際の英文を読むという順番になります。これに対して**帰納学習**(きのう)は、いくつもの具体的な事例を扱うなかで、重要となる基礎知識、枠組みを学習させるものです。会話でよく使う言い回しを学習してから、そのなかに繰り返し登場する重要構文や文法、単語に気づかせ、理解させるという手順をとります。

KEYWORD 91

演繹学習

一般的・普遍的な前提から個別的・特殊的な結論を得ることを演繹と呼び、それに基づく学習を演繹学習といいます。演繹的方法で教育する場合、最初に基本となる知識、枠組みを教え、その後で応用問題に取り組ませます。

KEYWORD 92

帰納学習

同じような出来事を何度も経験した際に、それらに共通している法則を見つけ、再び似たようなことが起こることを予測したりすることはよく行われます。与えられた個々の事例から、それを説明する一般的な規則を導き出す過程を帰納と呼び、それに基づいて学習することを帰納学習といいます。

2.5 学習を締めくくるまとめ

講義の最後は、しっかりと学んだ内容をまとめます。次の3つを意識しましょう。

(1) 達成感を与える

数時間にわたる研修の終わりに、「何を学んだかわからない」となっては、せっかくの学習の効果が下がってしまいます。「今回の研修の目標は『救急蘇生法』を理解することでした。みなさんは今、具体的内容を身につけたはずです」などと目標と成果を示すことで、ひとまとまりの話が終わったという印象を与えます。

(2) 学習の成果を確認する

学んだ知識・技能がどの程度身についたのか確認します。小テストを実施したり、コメントペーパーを使って「本日学んだ内容を3つプリントに書いてください」などの課題に取り組ませたりするのが一般的です。これらの作業には、学習した知識・技能の定着を目指す意味もあります。

(3) 今後の学習につなげる

意欲のある学習者に対して、研修の最中に触れることのできなかった課題を示したり、関連する専門書を紹介したりします。

チェックリスト

講義の導入・展開・まとめ

【導入のパート】
- □ 配付資料が届いているか確認したか
- □ 学習者の注意を喚起できるような内容で始まっているか
- □ 学習目標を明確に示しているか
- □ 扱うテーマの重要性が説得力をもって説明されているか
- □ 講義の全体像（手順）を明確に示しているか

【展開のパート】
- □ 本題部分に入ることを示したか
- □ 学習の流れがわかりやすい構成になっているか
- □ 重要な言葉や概念を明確に定義しているか
- □ 論点が整理されているか
- □ 場面転換のときに、それがわかるように説明しているか
- □ 互いに矛盾することが含まれていないか

【まとめのパート】
- □ 結論部分に入ることを示したか
- □ 簡潔な言葉で結論をまとめたか
- □ 1つのまとまった話が終わったという印象を与えているか
- □ 決められた時間通りに終えたか

3. 説明を工夫する

3.1　明瞭に話す

講義において講師は、多数の学習者に伝わるように話さなければなりません。声が小さかったり発音が曖昧だったりすると、話の内容が聞き取りにくくなります。講師は、口を少し大きめに開きよく通る声で明瞭に話しましょう。

話す速度も重要なポイントです。私たちは伝えたいことがたくさんあるとつい早口になりがちです。しかし内容の多くは、学習者にとって初めて耳にする難しい内容です。また、学習者は説明を聞きながら要点をメモしたり、資料を確認したりするなど複数の活動を行っています。学習者が話の内容を整理するための間を随所に設けながら話しましょう。

声に抑揚をつけることも重要です。抑揚のない単調な説明は学習者の集中力を阻害します。重要な箇所や注目してほしい場面ではキーの高い大きめの声、真剣な場面ではキーの低いゆっくりした声といった具合に、声量とスピードを意識し、抑揚をつけて話しましょう。

3.2　非言語コミュニケーションを用いる

学習者のモチベーションや理解度を高めるには、視線やボディランゲージ、教室内での立ち位置など非言語コミュニケーションに気を配ることも欠かせません。

まず学習者と目線を合わせる、つまりアイコンタクトを取ることが重要です。目線が泳いでいたり教材に固定されていたりすると、学習者は「この人は自分を見ていない」と受け取り、真剣に話を聞かなくなるかもしれません。なるべく学習者全体をまんべんなく見るよう心がけましょう。

学習者の注意を引きつけるには、うなずきや拍手といったボディランゲージも有効です。特に講義法でよく使用されるのがビジュアルハンドです。口頭での説明に、手の動きで言葉や意味を補います。「理由は３つあります」と言って３本指を示したり、「スライドを見てください」と言ってスライドに手を向けたりするとよいでしょう。

講師の立ち位置も大切です。経験の浅い講師が講義中あまり移動しないのに対して、ベテラン講師の場合、会場内を絶えず動き回るケースも珍しくありません。立ち位置を工夫することで学習者の緊張感を維持させたり、学習者を観察して講義への理解度を確認したりすることができます。

KEYWORD 93
アイコンタクト
相手と視線を合わせる非言語コミュニケーションの1つです。アイコンタクトを取ることで、相手に対して注意や関心を向けていることを示せます。一方で視線を合わせることに抵抗を覚える人もいることにも注意しましょう。

KEYWORD 94
ビジュアルハンド
非言語コミュニケーションの方法の１つで口頭の情報を補うような手の動きのことです。見てほしい方向を手で示したり、論点の数を指で示したりするものです。手の動きがあることで、言葉と視覚情報を結び付けることができ、説明する内容への理解を促すことができます。

3.3　発問を活用する

講義において中心的な位置を占めるのは説明です。とはいえ、講師が長時間一方的に説明し続けてしまうと、学習者の集中力の維持は難しいでしょう。そこで重要になるのが**発問**です。発問とは、学習者に対して教育的な意図をもって問いかける伝統的な教育技法です。講義における発問には以下のような役割があります。

発問➡ p.100 参照

(1)　ウォームアップ

研修の導入で、「みなさんが知っている『安全・事故防止』の基本技術には何がありますか？」と問い、学習者の関心を喚起したり、知識の習得状況を確認したりします。

(2)　思考の促進

「その技術のなかで左手にはどのような役割がありますか？」と問い、学習者の思考の観点を絞り、講師が伝えたいことに気づかせます。

(3)　学習内容の定着

「生体防御とはどのようなものだったでしょうか？」などと説明した内容を問うことで、学習者に学んだ内容を振り返らせ、記憶を強化します。

(4) 学習成果の確認

「今日の研修で学んだ内容のなかで最も重要と考えるのは何ですか？」と問うことで、その研修で学習者が身につけた内容を確認します。

一方で、複雑な発問や曖昧な発問をすると、学習者は混乱してしまいます。何を問われているのか学習者が理解できるように明確に発問を取り入れましょう。また、発問の後も重要です。発問の直後に講師が説明してしまうと、学習者が考える機会を失ってしまいます。多少の沈黙も我慢するようにしましょう。また、考えたことをワークシートに書いたり、隣の学習者と議論したりする活動を取り入れてもよいでしょう。

4. スライドや教材を工夫する

4.1 スライドを活用する

講義を行うにあたって、スクリーンや大型モニターにスライドを投影する場合が多いでしょう。スライドは板書に比べ、瞬時に多くの内容を学習者に示せます。スライドの作成や使用においては次の3点を意識しましょう。

(1) スライドの作成順序

いきなり個別のスライドから作り始めると、些細な点に深入りし過ぎて肝心の情報が抜けたり、スライド全体の一貫性が失われたりしかねません。まず講義の学習目標を確認し、扱うべき事項を明らかにしましょう。個々のスライドには必要最低限の情報のみを記載し、それ以外は口頭で伝えるようにします。

(2) スライドの見やすさ

スライドの見え方にも配慮します。フォントは視認性が高く目立ちやすいゴシック体やサンセリフ体が適切です。また、ユニバーサルデザインに対応した読みやすいフォントを活用してもよいでしょう。文字サイズは、24～40ポイントを参考に、大きな会場では大きなサイズを活用するとよいでしょう。**表1**のチェックリストで自分のスライドを点検してみましょう。

表1 見やすいスライドのチェックリスト

□ 視認性の高いフォントを中心に用いている
□ 文字サイズは 24 ポイント以上とする
□ 基本的には箇条書きで表現されている
□ 文字が多いスライドは基本的に左揃えにしている
□ 図解できるところは箇条書きを避けている
□ 強調部分は形、大きさ、濃淡、色、位置を変えている
□ ユニバーサルデザインにしている

出所：佐藤編（2017），p.113 より作成

(3) スライドの提示方法

スライドの文字の棒読みは、学習者にとって目にしている情報の繰り返しとなり、単調に感じられます。具体例や詳細な解説を口頭で追加説明しましょう。スライドを切り替える際は、学習者の多くが早すぎると感じないようによく観察することが重要です。

4.2 映像資料を活用する

映像は講師の説明だけでは理解しにくい内容の具体像をイメージさせたり、視覚や聴覚を通して学習者の感情に訴えたりすることができます。講義で映像資料を活用するポイントとして、以下５点に注意しましょう。

(1) 視聴環境を事前に確認する

事前に会場の機材の操作方法や映像の出力状況、ネットワーク環境について確認しておきましょう。講義当日に準備なくいきなり映像を流そうとすると、機材の不具合などが生じることがあります。

(2) 視聴の目的や課題を説明する

映像視聴の目的や注目すべき点について、映像を流す前に学習者に説明します。特に事前に映像内容と結びついた課題を提示することで、学習者に着眼点を意識させ、漫然と視聴するのを防ぐことができます。

(3) 映像のポイントを絞り、長時間視聴させない

１回の映像視聴は 15 分以内が効果的といわれます。学習目標や課題を意識し、映像全体から見せる箇所を絞ります。長時間の映像の場合、２回以上に分けて視聴したり、視聴の間にグループワークを挟んだりするとよいでしょう。

(4) 学習者の様子を観察する

映像を流しているときは学習者に注目し、どの程度内容を理解できているか、どこに関心を示しているか観察します。学習者の理解度や集中の度合いに応じて、説明を補足したり問いを追加したりします。

(5) 著作権に注意する

映像の著作権にも注意しましょう。学校教育では、必要と認められる範囲で著作物の利用が認められていますが、研修ではそのような特例がありません。事前に確認しておきましょう。

4.3 事例を加工して教材にする

あなたは、これまでの臨床経験から多くを学んできたはずです。それらの経験を事例として示し、「あなたならどのように対応しますか？」と考えさせることで、現場で必要な技能や態度について学ばせることができます。

ただし、現場で起きている事実には多くの現象が混ざっています。たとえば、「病院で急変した患者さん」の事例があるとします。そこでは、さまざまな対応がなされるはずです。患者さんの症状を判断する、必要な医療機器を用意する、患者さんを搬送する、必要な処置を行う、関係者に連絡するなどの対応が必要になるでしょう。これらを全部取り上げると、教える内容が広がりすぎてしまいます。そこで、教えたい内容を決め、それに合わせて事例を加工します。たとえば、「患者さんの症状を判断する」ことを学習目標にするなら、それ以外の場面や情報はカットします。

KEYWORD 95

ヒドゥン・カリキュラム

「ヒドゥン」つまり「隠れた」カリキュラムとは、教育する側が意図する・しないにかかわらず、学校生活などを営むなかで、学習者自らが学び取っていくすべての事柄を指すものです。学校・学級のヒドゥン・カリキュラムを構成するのは、学習の場のあり方や雰囲気であるといえます。

column 教材とヒドゥン・カリキュラム

教育学にヒドゥン・カリキュラムという言葉があります。学校や職場での生活などを通して、本人が学習するつもりもないのにいつの間にか身につけてしまう知識や態度、ものの考え方を指します。

教育のなかでヒドゥン・カリキュラムがよく問題になるのは、人種や性別が関係するときです。一昔前の英語の教科書を見ると、多くのケースで白人のアメリカ人が取り上げられています。あるいは、家庭科の教科書で料理や裁縫が扱われるとき、登場するのは女の子でした。これらの教科書で学習すると、いつの間にか「アメリカは白人中心の国」「料理や裁縫は女性がするもの」というイメージをもってしまうかもしれません。そこで最近の教科書では、「英語を話すアジア諸国の人々」を主人公にしたり、「料理する男の子」を多く登場させるなどの配慮がされています。

ヒドゥン・カリキュラムの話は看護師の教育とも無関係ではありません。看護師の教育に関する教材や取り上げられる事例をみると、登場する看護師は女性が大部分です。こうした教材での学習を通して「看護師＝女性の仕事」というイメージがつくられがちですが、これでは男性看護師が働きにくくなってしまいます。実際、筆者らが実施したアンケートをみると、男性看護師は働きにくさを感じることが多いようです。

このようなヒドゥン・カリキュラムを克服するためにも、教材をつくるときに意図的に男性看護師を多く登場させるといった配慮も必要かもしれません。

本章のまとめ

1. 講義法は多人数を効果的に学ばせる点で優れていますが、学習者を受動的にしない工夫が必要です。
2. 講義は、学習者の学びを促すためのポイントを意識しながら「導入・展開・まとめ」の型でつくりましょう。
3. 講義では明瞭に話しつつ、非言語コミュニケーション、発問、教材を活用することで、学習者の理解を促しましょう。

ワーク

1. これまで受けてきた講義型の研修のなかで、学習効果の高かった研修にはどのような共通する特徴がありますか。
2. 研修のなかで10分間の導入の時間がとれます。研修の学習効果を高めるために、どのような内容で導入を構成しますか。
3. あなたは新人看護師研修会で技術指導の講義を行うことになりました。30分で学習できる看護技術を1つ取り上げ、「導入・展開・まとめ」の構成で計画案とスライドを作ってみましょう。

推薦図書

『講義法』(シリーズ大学の教授法 2)
佐藤浩章編／玉川大学出版部 (2017)

講義法の方法や工夫がまとめられた書籍です。大学教員向けに書かれた本ですが、講義において講師が気をつけるべきポイントが体系的に解説されており、幅広い分野の講義に活用できます。

『授業方法の基礎』(看護教育実践シリーズ 3)
中井俊樹、小林忠資編／医学書院 (2017)

看護学生を対象とした授業方法の基礎がまとめられています。授業の型、説明方法、発問の方法、スライドの活用、板書の方法などが実例とともに紹介されています。

『伝わるデザインの基本——よい資料を作るためのレイアウトのルール (増補改訂3版)』
高橋佑磨、片山なつ／技術評論社 (2021)

伝わるデザインの基本がまとめられた書籍です。書体と文字、文章と箇条書き、図とグラフ・表、レイアウトと配色などの原則と工夫が、豊富な実例とともに解説されています。

第11章 ファシリテーションの技法

看護師の学びを促進するためには、安心して学べる場づくりと、個人とチームがもっている可能性を高めるファシリテーションの技法が欠かせません。本章では、ファシリテーションの技法として、学習者との関わり方とさまざまな協同学習の具体的な技法を身につけます。

1. ファシリテーションを理解する

1.1 ファシリテーターとは

臨床現場では1対1の指導だけでなく、複数の看護師やチームを指導したり、講師となって集合研修を行ったりする機会もあります。このような場面では、ファシリテーターとしての役割が求められます。ファシリテーターとは、学習者のもつ力を最大限に引き出しながら限られた時間のなかで、目的達成に向けて支援する人のことを指します（山田、2017）。ファシリテーターの行うことを意味するファシリテーション（facilitation）という言葉は、英語のeasyを意味するラテン語のfacilisを語源とすることから、難しいことを容易にするという意味があります。

KEYWORD 96
ファシリテーション
人々の活動が円滑に運ぶように方向づけたり、働きかけたりする支援のことです。学習以外にも会議をはじめとした複数の人々が関与する場面で活用できます。活動の場の準備など物理的な環境設定だけでなく、相手の心理状況などに配慮した働きかけも含まれます。

ファシリテーションは学習者個人を対象に行うこともありますが、集合研修など集団で学習する機会においてファシリテーションを活用することで、集団の学習者の学習を活性化することができます。

1.2 学習者を信じて奉仕する

ファシリテーターとしての心構えで最も重要なのは学習者を信じることです。講師の行動は、学習者をどれだけ信じているかによって変わります。学習者を信じ、その態度を学習者への承認行動として示します。その結果、認められていることが自信となり学習者の主体性が引き出され、成長につながっていくのです。承認行動は、居場所づくりにもつながります。いわゆる、**心理的安全性**です。心理的安全性は、パフォーマンスの高いチームに共通して見られる因子の1つです。どんな人も大切なチームの一員と捉えて関わります。

心理的安全性
➡ p.97 参照

また、学習者に奉仕する気持ちをもつことも大切です。あくまでも中心は学習者です。緊張しやすい指導者は、意識を学習者に寄せることで緊張を緩和することができます。目の前にいる学習者にとって、今この場は安全か、指示内容は伝わっているか、困っていることはないかと、学習者の目線に立つように意識しましょう。

1.3　自分の感情に注意を向ける

学習者だけでなく、ファシリテーションを行う自分自身の感情やコンディションにも敏感になりましょう。人間は感情をもつ生き物です。緊張したり、不安になったりするときもあります。ファシリテーターの心理状態は場に影響を及ぼすため、今自分がどのような感情のなかにあるのかを把握し、ネガティブな気持ちは切り替えるようにしましょう。ファシリテーターが笑顔であるほうが、学習者は安心します。また、自分自身も楽しむということが肝心です。人は楽しいところに集まるという習性があることから、ファシリテーターが楽しそうにしていれば、自然と積極的な参加が促せるはずです。

一方で、ありのままの自分を受け入れることも大切です。思うようにファシリテーションができない自分を責めても、うまくはいきません。どんなに練習をしても、いきなりファシリテーションの達人にはなれません。まだ慣れないうちは、ほかのファシリテーターや学習者の力も借りながらできればよいので、気負い過ぎないことを心がけましょう。

1.4　目的意識と責任をもつ

ファシリテーションに臨む上で、目的意識を明確にするようにします。どのような研修にしたいのか、どのような人材を育てたいのか、自身のなかに目的意識をもつことが肝心です。目的に向けての具体的なイメージをもつと、人間はそのイメージを達成するための行動を取りやすくなります。複数のファシリテーターで取り組む場合は、目的意識をほかのファシリテーターや参加者と共有することで、一体感も増していきます。

最後に責任をもちましょう。うまくいかないことを学習者のせいにしていては、自身の成長につなげることができません。どのような結果も真摯に受け止めることが大切です。たとえば、複数のファシリテーターで研修をしていると、自分の担当チームの成果が気になります。グループワークの際に誘導を強くしてしまうかもしれません。自分のファシリテーションに不安を覚えたときほど、目的は何か、そのなかで果たすべき責任は何かを自問するようにしましょう。

2. ファシリテーションを実践する

2.1　関係を構築する

ファシリテーションを実践する第一歩は、その場の人間関係を構築することです。学習者と講師だけでなく、学習者同士の関係もチームで活動を行う際には必要です。

まず留意すべきはグループの規模です。1グループあたりの人数は、4〜6人程度にしておきましょう。短い時間の研修であれば、2〜3人程度にすると、1人が話せる時間を確保できます。グループの規模が大きくなりすぎると、自分はやらなくても誰かがやってくれるだろうという**社会的手抜き**といった状態が生じがちです。学習に適した人数を設定しましょう。

次に大切なのが**アイスブレイク**です。初対面の人ばかりが集まる研修などでは、「何を学ぶのだろう」「どんなことをさせられるのだろう」と緊張している学習者もいます。強い緊張状態では、本来のパフォーマンスが発揮できません。かといって、緊張がなさすぎてもパフォーマンスは上がらないことが知られています。程よい緊張状態になるような工夫が必要です。アイスブレイクの目的には、緊張をほぐし互いを理解する自己開示、集中を高めるチームビルディング、学習の視点の提示の3つがあります（内藤ほか、2019）。十分な時間を確保できないときには、研修内容に関連する話題提供を冒頭に入れるだけでも効果的です。

KEYWORD 97
社会的手抜き
集団で作業を行うときに、1人当たりの生産性が集団の規模に応じて下がっていくことを意味します。リンゲルマン（Ringelmann, M.）が提唱しました。個人の役割や責任を明確にすることが社会的手抜きを抑制する基本的な方法となります。

KEYWORD 98
アイスブレイク
学びに誘う準備体操のことです。最初にする簡単なゲームやクイズ、運動などで、場を和やかにし、相手の防御の姿勢を解く効果があります。答えやすく、気持ちをほぐす効果のある簡単な活動があることで、知らない人とのその後の協同学習を円滑に進めることができます。

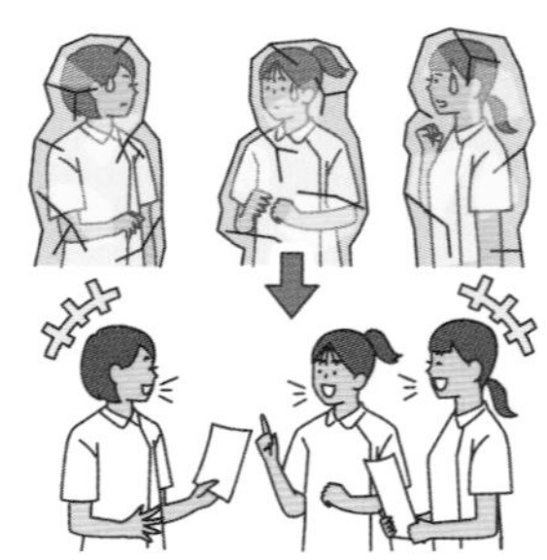

2.2　発問と応答で対話を促す

互いに話し、互いに聴くという対話を促すことは、ファシリテーションの中心となります。対話を育むためには、発問と応答が必要になります。**発問**とは、講師が学習者に対して行う教育的な意図をもった問いかけです。一方の応答は、「学習者からの発言や意見、考えを受け止め、それに対して指導者が反応を返すこと」です（内藤ほか、2023）。せっかく発問がうまくいっても、応答がうまくいかないと対話は続きません。

発問➡ p.100 参照

たとえば期待する答えが返ってこないとき、「そんなことは聞いていません」「ほかには？」のように応答をすると、学習者が発言しにくくなってしまうことがあります。たとえ期待する発言内容ではないとしても、「口火を切ってくれて、ありがとう」と応答するだけで、何でも発言してよい場であることが伝わり、学習者は続けて発言するようになります。「なるほど、どうしてそう考えたの？」とさらに発問によって応答すれば、発言の意図もわかるため、講師の学びも深まるでしょう。

また、学習者の無言の状態も反応の1つとして捉えることができます。学習者の発言を焦らずに待ち、それでも学習者に考えている様子や動き始める様子がなければ、問いを改めたり、周囲と指示内容を確認したりするよう伝えます。

2.3　さまざまな考えを促す

看護の世界には、答えが1つではない問いが多く存在します。一方、唯一の正解をつい求めてしまう学習者もいるかもしれません。自由に発言してほしいと思いながらも、正解を求める学習者の姿に戸惑いを感じる講師も多いのではないでしょうか。

そんなときには研修の冒頭で、今日の問いには答えが1つではないことを伝えておき、いくつもの考え方を生み出すことを目標にできると効果的です。さらに学習者に対する応答を工夫することによって、学習者の多面的な思考を促すことができます。

2.4　参加を促す

活動に消極的な学習者の参加を促すのも大切な役割です。そのときにはファシリテーターである自分の影響について注意しましょう。たとえば、椅子に浅く座り、背もたれに身を任せているような学習者を見ると、やる気がない人として捉え、腹立たしく思うことはありませんか。ファシリテーターのネガティブな感情は、周囲にも伝わってしまうため、学習者を一喝してしまうと、せっかくほぐれた緊張も台無しになってしまいます。まずは気遣う声かけをしましょう。多くの場合、この声かけで気づいてくれます。それでも変化がない場合には全体に「準備体操をしましょう」「足も動かしますので、椅子から落ちないように、まずは深く腰をかけて、背筋を伸ばしましょう」などと伝え、さりげなく座り直しができるよう促すこともできます。

研修の冒頭でグランドルールを設定しておくことで対応できることもあります。学習者はもちろん、講師側にとっても安心して参加できる場を準備することができます。ただし「○○しない」という制限ばかりでは、堅苦しく感じられることから、「○○する」というポジティブな内容を取り入れたグランドルールをつくるのもよいでしょう（**表1**）。

表1　グランドルールの例

・互いに仲間の名前で呼び合って議論しましょう
・大切な仲間の言葉に耳を傾け、うなずきながら聴くようにしましょう
・自分の考えと異なる意見も尊重して受け止めるようにしましょう
・仲間の発言の後には拍手をして、労いと感謝の気持ちを伝えましょう
・苦手なことは自己開示をし、自分の得意を発揮して、互いに助け合いましょう

3. 協同学習を取り入れる

3.1　3種類の形態の学習

学習をどのような単位で行うかという観点で、**一斉学習**、**個別学習**、**協同学習**に分けることができます。一斉学習とは、講師が学習者全体に対して説明をする形態の学習です。大きなホワイトボード、スライドを投影するスクリーン、講師に向けて配置された机などは、一斉学習を効果的に行うための教育環境といえます。講義法による研修は一斉学習が中心になります。

また、個別学習とは、個々の学習者が個別の課題について学習する形態です。個々の学習者が関心のあるテーマを選択し学習したり、個々のペースに合わせて学習したりする活動があてはまります。オンデマンド型の研修は個別学習を中心とする場合が多いでしょう。

もう1つの形態の学習が協同学習です。協同学習は、学習者を小グループに分けて一緒に課題を進めていく形態です。みなさんが養成機関や研修で経験したグループディスカッションは、協同学習の代表的な方法です。

3.2　協同学習を理解する

協同学習は、「学生が自分自身の学びと学習仲間の学びを最大限にするために共に学び合う学習法」のことを指します（バークレイほか、2016）。小グループの学習者が、公平に役割や作業を分担して、共に活動をすることを通して、意図した学習成果に向かって学んでいきます。近年学校教育では、教員による一方的な説明に代わり、**アクティブラーニング**に注目が集まっていますが、協同学習もアクティブラーニングの1つです。

優れた協同学習には3つの特徴があります。まずは、構造化したグループでの学習を仕組むために意図的に計画されている点です。次にすべてのメンバーが同じようにチームに貢献できるよう、役割や作業を公平に分担し共に活動をする点です。そして、意味ある学習につながるよう、講師と学習者が認め合い、共有された目標に向かい協同することを通して学びを深め意味づける点です。

3.3　協同学習の意義を理解する

協同学習にはどのような意義があるのでしょうか。まずは、ほかの学習者と共に学ぶことで学習への集中を高めることが期待できます。発問や課題に対して仲間と協同し、対話を通して取り組んでいくため、自然と能動的な活動が促されていきます。

KEYWORD 99

一斉学習

全員に対して同じ内容を同時に指導する学習形態をいいます。効率がよい反面、学習者が受け身になり、機械的に知識だけを覚えようとする危険性があります。教師の説明を主とした注入的な指導だけではなく、興味・関心・意欲を引き出すような工夫が必要となります。

KEYWORD 100

個別学習

個人のペースで考えたり、活動したりすることを重視した学習形態です。学習者1人1人の能力や適性、興味・関心、学習の理解度の差、学習スキルやスタイルなどさまざまな違いに応じることができます。

KEYWORD 101

協同学習

小集団を活用した学習形態です。学習者が小集団となり一緒に課題に取り組むことによって、互いの学習を最大限に高めようとするものです。単にグループに分けて学習させるだけではなく、集団内の互恵的な相互依存関係をもとに、協同的な学習を生起させます。

KEYWORD 102

アクティブラーニング

教授者による一方向的な講義形式の教育とは異なり、学習者の能動的な学習への参加を取り入れた教授・学習法の総称です。問題解決学習、ディスカッション、グループワーク、プレゼンテーションなどを含みます。

ほかに、他者の経験から学ぶことも促されます。学習者にも日々の仕事を通して得られた多くの経験があります。協同学習を通して互いの経験を共有することで、学習者は知識を増やしていくことができます。さらに他者の経験を自身の経験に置き換えて考えたり、仲間の語りを通して場面を疑似体験して自分の看護を見つめ直す機会を得られたりします。

3.4 協同学習を効果的に運営する

一方、協同学習を好まない学習者の存在を想定しましょう。協同学習を好まない人の意見として「1人で集中したほうが効率がよい」「協力が得られないと苦労する」といったものがあります（中井ほか、2014）。

そのため、協同学習を促すファシリテーターは、次のような要素を意識しながら運営するようにしましょう。まず、協同学習を進めるのに快適な雰囲気をつくるようにします。また、協同学習を行うにあたって目的と活動内容を明確に伝え、協同学習の過程でその学習の進捗を確認し、フィードバックを与えるなど必要な介入を行うようにします。さらに、グループごとに机や椅子を移動することができる会場といった環境整備も重要です。

4. 目的に応じた技法を用いる

4.1 活発な意見交換を促す

(1) シンク・ペア・シェア

シンク・ペア・シェアは、互いの意見を交換したり、経験を共有したりすることを主な目的にしています。いきなり話し合いをさせるのではなく、発問を投げかけ、まずは1人で考える時間を設けるところに特徴があります。自分の意見をもった上でペアと意見交換をするため、共通点や違いに気づくことが可能となります。また、シェアの段階で全体共有をする際には、意見の帰属がない状態となるため、学習者が意見を述べやすくなります。

ポイントは、1人で考える時間を長めに取ることです。自分の意見をもたずに意見交換をすると、相手の意見を聞いて終わるという受動的な活動になりがちです。この手法は、委員会や会議などで用いても効果的です。

(2) ラウンド・ロビン

ラウンド・ロビンはブレインストーミングの技法ですが、既存の

KEYWORD 103

シンク・ペア・シェア

英語のThink（考える）、Pair（2人組）、Share（共有する）から成る協同学習の技法の1つです。いきなり話し合いをさせるのではなく、初めに1人で考えさせ、その後、意見交換するところに特徴があります。また、個人、ペア、全体という形で段階的に進めていくので、学習者が自分の意見を述べやすい雰囲気をつくりだせます。

KEYWORD 104

ラウンド・ロビン

ラウンド・ロビンでは、学習者をグループに分け、グループごとに順に指名し、考えや意見を発言させていきます。その目的は、研修の導入段階などで、テンポよくなるべく多くのアイデアを出させることにあります。

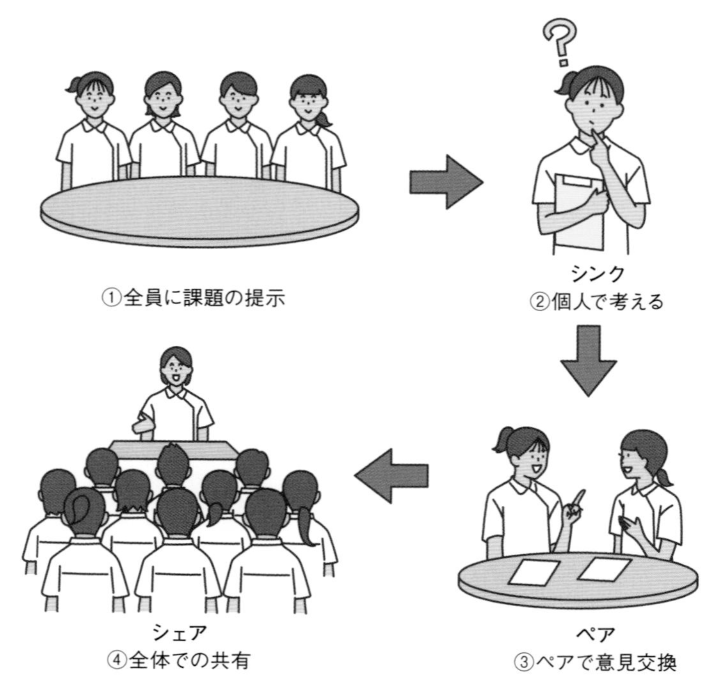

シンク・ペア・シェアの手順

知識を共有したり、その日に学んだ知識や用語を復習するときにも役立ちます。学習者には事前に、発言された内容に対して評価をしたり、意見を言ったり、質問したり、話し合うことはしないように伝えておきます。4〜6人でグループをつくり、テーマを伝えたらグループ内でそのことについて、時計回りに発言をしてもらいます。パスも可能です。そして、その内容をグループごとに順に発言していきます。出尽くした頃合いをみて、次のテーマに移ります。

たとえば、腹痛を訴える患者の観察について研修をする場合には、まず①知っている臓器の名前、次に②痛みの表現方法を発言してもらいます。すると、痛みの表現方法の違いによる原因分析の推論へと学びを展開することができます。あるいは、看護記録の書き方の研修であれば、まずは①カルテに用いる医療用語、次に②医療略語を発言してもらいます。診療科特有の略語を耳にすることで、互いの知識を増やすことも期待できます。

KEYWORD 105
ジグソー法
協同学習の技法の１つです。初めに「専門家チーム」で、あるテーマについて調査・議論し、その後「ジグソーチーム」をつくります。「ジグソーチーム」の各専門家が「専門家チーム」の学習内容を紹介して、全体の学びを目指します。バラバラのピースを合わせるジグソーパズルになぞらえてこう呼びます。

4.2　個々の能力や成熟度の違いを生かす

集団になると、能力や成熟度に違いが生じます。集合研修においては、個々に合わせた展開が難しく、能力が高く成熟した学習者には物足りなく、相反する学習者にとっては課題が難しく感じることがあります。そんな能力の違いを払拭できるのが、ジグソー法です。

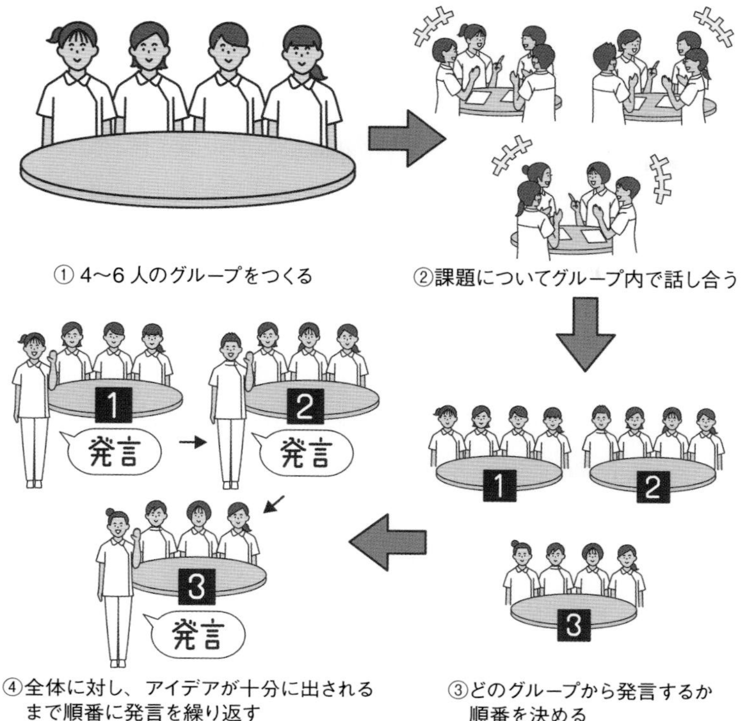

ラウンド・ロビンの手順

まず専門家チーム（4〜6 人程度）で集まり、提供された内容について学びます。そして、その内容を他者に対して効果的に教える方法をチーム内で検討します。次に、専門家チームは分かれ、各専門家を１人ずつ携えた新たなチーム（4〜6 人程度）をつくります。そして、自分が専門家チーム内で学んだことを、責任をもって新たなチームメンバーに教えます。最後に、チーム内における新たな気づきや発見などを全体で共有して終わります。

たとえば、多職種連携をテーマにした退院支援の研修で活用することができます。学習者の能力に応じて各専門家チーム（医師、看護師、薬剤師、理学療法士、作業療法士、医療ソーシャルワーカーなど）に割り振ります。学習者にとっては挑戦的な課題となるため、動機づけも期待できます。また、それぞれの学習者が専門家となり教える立場を担うことで、リーダーの役割を通して責任感を養うことも期待できます（バークレイほか、2015）。

そのほか、解剖学や生理学、各種検査や検査データの見方、災害や医療安全、病院経営などの研修の場面で活用することが可能です。

4.3 観察者にも学びを引き起こす

フィッシュボウルと呼ばれる技法もあります。まず 3〜5 人の学

KEYWORD 106

フィッシュボウル

協同学習の技法の１つです。数人のメンバーが議論し、残りのメンバーはその観察役となります。観察とその結果報告を通して、議論の質の向上を目指します。金魚鉢の魚とそれを周りから観察している人たちとの連想で、フィッシュボウルと呼ばれています。

習者に中央に集まるよう指示をし、残りのメンバーは周囲にいて観察者となります。中央にいる学習者に対して話し合いのテーマを伝えて議論をしてもらいます。周囲の観察者には、話し合いの内容や展開についてメモを取ってもらいます。話し合い終了後、全員で話し合いを行い、学びを共有します。フィッシュボウルとは金魚鉢のことで、観察される金魚鉢の魚と周囲から観察する人という意味があります。

たとえば、シミュレーション教育の場面で活用できます。シミュレーターの台数が少ない場合、時間内に看護師体験ができる人数は限られます。しかし、テーマを提供して観察する視点をもつことができれば、周囲の学習者らは意図的に観察することが可能になります。まず、事例を提示してチームごとに観察項目を挙げてもらいます。次に、1つのチームに出てきてもらい、周囲のチームには自分たちが挙げた観察項目や、そのときの患者の様子などを観察してもらいます。シミュレーション後に質疑応答の時間を設け、ベッドサイドにいないとわからない細かな情報共有を行います。それを踏まえて、自分たちが考えた観察項目の過不足やアセスメントを議論していきます。

あるいは、観察項目を挙げてもらった後、観察の順番も考えてもらいます。次に、講師が中央でデモンストレーションを行い、自分たちとの違いや共通点を挙げてもらい、全体発表を通して共有を図ります。よい看護の過程を見せることで、学習者には模倣する機会を提供することができます（バークレイほか, 2015）。

4.4　気づく力を育成する

(1)　ワールドカフェ

ワールドカフェは、学習者がルールに従って自由に発言し、アイデアを交換する方法です。活発な意見交換の技法として活用できます。さらに、途中でグループ編成が変わるため、学習者同士の交流を増やしたいとき、多様な価値観に触れてほしいときなどに活用すると効果的です。

まずは4〜5人程度でグループをつくり、テーマに沿った話し合いをします。模造紙を活用して対話の内容を可視化します。時間がきたら、1人だけホストとして残り、ほかのメンバーは別のグループへ向かいます。ホストは、新たに訪れたメンバーを迎え入れ、互いに自己紹介をした後、前回の内容を説明します。そして、新たなメンバーと対話をして気づきや疑問などを追記していきます。テー

KEYWORD 107

ワールドカフェ

ブラウン（Brown, J.）とアイザック（Isaacs, D.）が1995年にアメリカで開発した協同学習の技法の1つです。カフェのようにリラックスした雰囲気のなかで、オープンに意見を交換するための手法です。同じテーマについてグループを変えながら何度も話し合うことで、新たなアイデアや価値観を生み出すことを目指します。

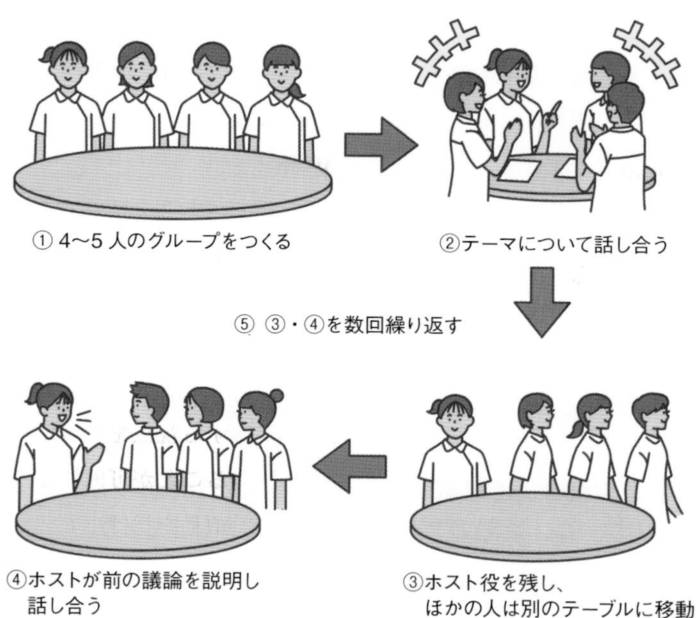

ワールドカフェの手順

ブル移動を何回繰り返すかは、議論の状況や時間を見ながら判断します。いくつかのグループで話し合った後、最初の席に戻り、各自が得たものを共有し統合していきます。テーマにもよりますが、1回あたりのグループの時間は20～30分程度です。

(2) ロールプレイ

ロールプレイとは、役割演技のことを指します（高橋・内藤編、2019)。普段の自分とは異なる人物を演じることにより、新たな視点や考え方、気持ちを理解することを支援します。そして、振り返りを通して、学習者自身が主体的に考えて気づく力を育みます。

たとえば、がん告知の場面を取り上げます。患者、家族、医師、看護師役を設定し、役割を演じてもらいます。なるべく周囲の声が妨げにならないよう、ほかのグループとは距離をとって机と椅子を設置します。各役割には、家族背景や今の心情、具体的に起こしてほしい行動などを記載した役割カードを渡し、その人物になりきれるよう支援します。また、ときには役割ごとに集合してもらい、口頭でも説明を加えると役割が演じやすくなります。

学びを促進するためには、演技中の没入感と演技後の振り返りが欠かせません。振り返りにおいては、発問が肝心です。何について振り返ってほしいのか、どのような点に注目してほしいのか、スモールステップで振り返れるようワークシート内に発問を設計して渡

KEYWORD 108

ロールプレイ

ある特定の場面を想定し、普段の自分とは異なる人物の役割を演じさせる活動です。ロールプレイの目的は、役割演技を通じてさまざまな場面での対応方法を学ばせるとともに、異なる立場の人の視点や考え方、気持ちを理解させます。

すようにします。すると学習者らは、そのワークシートに沿って主体的に振り返りを進めることが可能になります。講師は適宜巡回をしながら、表層的な振り返りにとどまっているチームに目を配り、適宜介入します。

ロールプレイの場面設定によっては、近親者の告知や死と重なり精神面でのつらさを抱える人が生じます。冒頭で、つらくなったらいつでも退室してよいことも伝えておきましょう。

本章のまとめ

1. 講師の役割の１つに、ファシリテーターがあります。学習者がもつ力を最大限に引き出せるように取り組むようにします。
2. 効果的な協同学習のために、講師は、雰囲気づくり、学習目標と手順の明示、グループ分け、作業の確認とコントロール、活動のフィードバックを心がけましょう。
3. 協同学習には、目的に応じてさまざまな技法があります。学習者の学習に刺激を与えるために何種類かの技法を活用できるようになりましょう。

ワーク

1. あなたの職場における研修を１つ想起してみましょう。ファシリテーターは、どのようなファシリテーションスキルやマインドを活用していたか、振り返ってみましょう。
2. あなたの職場における研修のなかで、協同学習を取り入れると効果的になりそうな研修はどのようなものでしょうか。
3. アイスブレイクにはさまざまな方法があります。あなたが取り入れてみたいと思えるものを書籍やインターネットで探してみましょう。

／ 推薦図書 ／

『協同学習の技法――大学教育の手引き』
エリザベス・バークレイ、パトリシア・クロス、クレア・メジャー（安永 悟監訳）／ナカニシヤ出版（2009）

協同学習による大学教育の改革を目指して書かれた書籍です。協同学習の目的とねらい、基本的な手順、そして30種類にもおよぶ協同学習の技法が取り上げられており、看護師の研修においても活用できる技法が見つかるでしょう。

『看護のためのファシリテーション――学び合い育ち合う組織のつくり方』
中野民夫、浦山絵里、森雅浩／医学書院（2020）

長年ファシリテーターとして活躍している３人の著者による、看護の現場を想定して書かれた一冊です。研修や会議の場面を想定した企画からファシリテーションの実際は、納得しながら読み進めることができます。

『アイスブレイク 30』
内藤知佐子、宮下ルリ子、三科志穂／医学書院（2019）

アイスブレイクは学びに誘う準備体操です。推奨場面や適切な人数、所要時間だけでなく、各アイスブレイクを用いる際の狙いや意図、学びの促進ポイントも書かれているため、活用しやすい一冊になっています。

第12章 研修運営の技法

研修担当者として効果的な研修をどのようにつくればよいのでしょうか。本章では、研修の目的・目標と内容の設定方法、研修の準備の際の注意点、研修の評価方法について身につけます。

1. 学習者のニーズを把握する

1.1　インストラクショナルデザインの原理

効果的な研修プログラムはどのようにしてつくればよいのでしょうか。プログラムをつくるにあたってよく利用されているのが、インストラクショナルデザインという原理です。インストラクショナルデザインとは、効率的・効果的な教育を実施するための方法のことです。具体的には、教育効果が高い研修プログラムをつくるには、「分析→設計→開発→実施→評価」の順番で進めるとよいとされています。一般的には、誰を講師に呼ぶか、という「実施」段階からプログラムがつくられる場合も多いですが、そのようなつくり方は推奨されません。まずは、研修の対象者となる学習者のニーズ（必要性）の分析から、順を追って作業を進めていきましょう。

インストラクショナルデザイン➡ p.49 参照

1.2　目指すべき人材像からニーズを把握する

学習者のニーズを把握する際には、2つの方法があります。1つの方法は、目指すべき人材像から把握するというもので、トップダウンのアプローチといえるでしょう。あなたの職場で目指すべき人材像が共有できていなければ、それを設定することから始めなければなりません。教育とは、目指すべき人材像と学習者の現状のギャップを埋める活動です。両者を照らし合わせて、学習者には何が不足しているのか、研修で何ができるようにならなければいけないのかを明確にします。

1.3　現場の課題からニーズを把握する

学習者のニーズを把握するもう1つの方法は、現場の課題から把握するというものです。目の前の看護師を日々観察していて気になる点や、職場で話題になっている新人看護師の問題行動などからニーズを把握します。この方法はボトムアップのアプローチと呼ぶことができます。トップダウンもボトムアップも、どちらがよいというものではなく、2つの方法で挟み撃ちしてニーズを把握する必要があります。

1.4 多様な関係者のニーズを考慮する

ニーズ把握をする際の基本的な方法はこの２つですが、そのほかにも配慮しなければいけないことがあります。たとえば、患者さんやその家族、医師やそのほかの医療従事者、日本看護協会のような職能団体、マスコミ・世論など、多様な関係者が看護師にさまざまな期待を寄せています。日頃からアンテナを張って幅広く情報収集に心がけ、常に新しいニーズを把握することが必要となります。

2. 成功のカギは準備段階にある

2.1 実施要項を作成する

ニーズを把握したら、実施要項を作成します。実施要項とは、研修の全体像を記載した文書のことであり、研修について学習者に告知したり、学習者の上司から理解を得たりする際に必要なものです。そこには、研修の名称、目的と目標、実施日時、実施場所、対象者、講師、スケジュール・内容、主催者、留意事項（事前課題や持参物）などを記載します（**図 1**）。

記載する項目のなかでも最も重要なのが、目的と目標です。しかし実際には、いずれかが記載されていなかったり、記載の仕方が不十分であったりすることが少なくありません。目的は学習の意味を示したものであり、学習の方向性を示し、意欲を高めるものです。一方、目標は学習の到達地点を示したものであり、その研修を受講した後で、学習者ができるようになっていなければならないことです。目的と違って、目標は冷静に記述する箇所です。あいまいな目標を設定してしまうと、学習効果を測定することができないどころか、学習意欲を低下させてしまうことにもなりかねません。

2.2 研修転移を促す

研修転移とは、「研修で学んだことが現場で実践される、成果が生み出されること」です（中原ほか、2018）。この用語が生まれた背景には、多くの研修において、学んだことが現場の実践と結びつかない、成果につながらないという現実があります。研修転移を促すにはどうしたらよいのでしょうか。

第一に、研修参加者の上司を研修に巻き込むことです。研修参加者の上司が、研修の価値を理解し、研修で学んだことを実践に活かすよう研修参加者に働きかけるようにします。

第二に、研修時期の工夫です。たとえば、インターバル研修とい

第1回フィジカルアセスメント研修

実施日時：XXXX 年 2 月 27 日（木） 13 時〜17 時
実施場所：○○病院 3 階第 2 会議室
対象：新人看護師
主催：新人教育研修委員会
目的：患者さんの異常の早期発見のために、フィジカルアセスメントの技術を身につける
目標：
①看護師が行うフィジカルアセスメントの意義を説明することができる
②呼吸器系のフィジカルイグザミネーションの方法を説明できる
③呼吸状態の観察と呼吸音の聴取ができる
④循環器系のフィジカルイグザミネーションの方法を説明できる
⑤全身動脈の触知と心音の聴取ができる

内容・スケジュール：

時間	内容	講師
13:00〜13:05	オープニング	○○看護部長
13:05〜13:30	講義「フィジカルアセスメントとフィジカルイグザミネーション（問診・視診・触診・聴診・打診）」	○○副看護部長
13:30〜14:15	講義「呼吸器系のフィジカルアセスメント」	○○病棟　A看護師
14:15〜15:00	演習 ・胸部の視診（胸郭の対称性と拡張性） ・呼吸状態の観察 ・呼吸音の聴取	
15:00〜15:15	休憩	
15:15〜16:00	講義「循環器系のフィジカルアセスメント」	□□病棟　B看護師
16:00〜16:45	演習 ・全身の動脈の触知 ・頸静脈の怒張の観察 ・心音の聴診	
16:45〜16:55	振り返り課題 （フィジカルアセスメントチェックリスト）	
16:55〜17:00	クロージング	新人研修委員C看護師

※演習では一部シミュレーターも使用しますが、新人看護師がお互いにフィジカルイグザミネーションを実施します。当日は動きやすい服装で参加してください。

図1 実施要項サンプル

う設計の考え方があります。これは、研修で学んだ内容を現場で実践し、一定期間を置いた後、再度研修を行うというものです。これにより、現場での実践が行われる確率が高くなります。

第三に、研修内容の工夫です。ここではアクションラーニングとして設計することが重要です。アクションラーニングとは、参加者のグループが現場での課題解決を考え、実行し、振り返りを行うことで、個人・組織の学習する力を向上させる方法のことです。研修内容をそのまま業務に結びつけることを意図しています。

第四に、オンライン教材の活用です。研修前の予習や研修後の復習を、動画などを活用して行います。教育機関においては、事前に動画を視聴してから、授業に参加して討論などを行う方法を**反転授**

KEYWORD 109
アクションラーニング
現実の課題に対する解決策についてチームを組んで考え実施していくことで、個人と組織を育成する方法です。物理学者のレッグ・レヴァンス（Reg, Revans.）によって提唱されました。実際に直面する課題を研修課題として捉える点に特徴があります。

KEYWORD 110

反転授業

従来の授業で授業時間内に行われていた学習と、授業時間外に行われていた学習を入れ替えた設計の授業のことです。授業時間外学習として、動画や教材などによる知識の獲得を経て、授業時間内にテストやディスカッション、グループワークなどを行うような授業は反転授業として設計されたものです。

KEYWORD 111

90/20/8 の法則

アメリカの人材開発トレーナーのパイク（Pike, R.）が提唱した効果的な研修を行うための一般的な法則です。右記の3つのルールからなります。これに従うと、60分の講義の後に15分の質疑応答の時間を入れるよりも、20分の講義ごとに5分の質疑応答の時間を入れたほうがよいことになります。その20分のなかでも、適宜質問をしたり、紙に書かせたりする必要があります。

業と呼んでいます。これは研修にも使用できる方法です。

2.3 注入主義の罠にはまらない

続いてすべきことは、学習者が目的にできるだけ近づき、目標を達成するために、どのような内容をどのような順番で学習してもらうかを設計することです。

ここで研修担当者が陥りがちなのが、注入主義の罠です。せっかくの機会だからといって、あれもこれもと盛り込みすぎの研修プログラムがよくありますが、学習者は教えられた内容をすべて理解できるわけではありません。

注入主義を避けるために適切な時間配分を意識しましょう。効果的な研修実施のための 90/20/8 の法則というものがあります。

- **研修は 90 分以上連続して続けない。学習者の理解が可能な量を超えるためである**
- **少なくとも 20 分ごとに形式に変化を与えたり、研修のペースを変えたりする**
- **8 分ごとに学習者を研修に参画させる**

2.4 適切な講師を選択する

講師を選択する際には、自分たちの組織の外にいる講師を呼ぶ場合と、自分たちの組織の中の人が担当する場合があります。外部講師と内部講師それぞれのメリット、デメリットをよく理解した上で、両者を使い分けるようにしましょう（**表 1**）。

(1) 外部講師

外部講師は、職場にはない知識をもたらしてくれるため学習者に新鮮な刺激を与えてくれます。また、外部者としての客観的な意見を述べてくれるため影響力があります。さらに、特定分野の専門家を招くことができます。一方で、旅費や講師謝金が必要です。講師との交渉にも手間がかかります。

表 1 外部講師と内部講師のメリット・デメリット

	外部講師	内部講師
メリット	・影響力がある ・刺激を与えることができる ・専門家を招くことができる	・コストがかからない ・職場の実態を理解している ・職場の一体感が醸成できる ・講師自身の成長の機会となる
デメリット	・コストがかかる ・職場の実態を理解していない	・影響力が弱い ・専門家を見つけるのが難しい

外部講師に依頼する場合は、研修の目標を達成させてくれる講師を選択します。著名であるから、知人だから、という理由だけで選択することは避けましょう。日頃から、ほかの病院の研修担当者との情報交換のなかで、評判のよい講師をリストアップしておくとよいでしょう。依頼する際にも、企画の意図から外れた内容にならないように、実施要項を丁寧に説明する必要があります。「看護師の人材養成についての講演」のように漠然とした依頼をするのではなく、「中堅看護師の技術・技能向上のための具体的方策について、グループワークも取り入れた研修」のように具体的な依頼をします。

職場環境の改善のために、外部講師に言ってもらいたいことがあれば伝えます。同様のことを院内の関係者が言っても聞く耳をもたない人も、外部講師に言われると納得することもあります。外部講師には早目に資料を送付してもらい、もし研修担当者の企画意図と異なることがあれば、遠慮せずに修正してもらいましょう。

(2) 内部講師

内部講師は、コストがかからない、職場の実態に詳しいというメリットがあると同時に、影響力が弱い、専門家を見つけるのが困難というデメリットがあります。しかし、内部講師の最大の意義は、同じ職場から講師を務める人材が出ることで、職場としての一体感を醸成することができる点にあります。また、講師自身にとっては教育能力を高める機会となります。最初は小さな自主的な勉強会の講師から始めて、徐々に多人数の集合研修の講師を務めるというように、段階的に講師経験を積んでもらうとよいでしょう。

2.5　告知から研修は始まっている

研修について、どのように学習者に告知するのが効果的でしょうか。集合場所や時間、スケジュールを書いた告知文を配布しただけになっていませんか。それでは学習者の積極的な参加は促せません。学習者のなかには、研修に対して否定的な人もいます。意欲が低下した状況で研修を受講し始めるのであれば、高い学習効果は見込めないでしょう。それが自由参加のものであれ、義務的な研修であれ、告知を工夫することによって、研修前から学習者の意欲を向上させることができます。

まず、研修のタイトルを工夫しましょう。「第2回新人看護師研修会」よりも、「これで夜勤も安心！ 急変時の対応方法（BLS・ACLS)」のタイトルのほうが学習者の意欲を高めることができます。実施要項に加えて、イラストを添えたポスターを作成するのもよいアイデアです。講師の顔写真やイメージ画像を添えることで、文章だけでは伝わらない研修の雰囲気を伝えることができます。具体的に表現することが意欲を高めるコツです。

また、参加者には教科書や教材を配付すると事前に書いておくのもよいでしょう。お弁当や軽食をつけることができれば、それも参加を促す材料になります。実体があるもの、ないものも含めて学習者が持ち帰ることができるものを示すとよいでしょう。

2.6　研修会場の下見を行う

研修前には、必ず会場の下見を行いましょう。内部講師の場合は事前確認が可能ですが、外部講師の場合は研修担当者が代わりに行う必要があります。

研修会場選定にあたって最も重要なのは収容人数です。グループワークを伴う場合は、可動式の机や椅子が望ましく、動きが生じる分、ある程度の広さも必要となってきます。

研修会場が決まった後も詳細な下見が必要です。研修会場が普段使い慣れている会議室やホールであっても、前日までに、物品が壊れていないか、マイクの電池、マーカー、チョーク、蛍光灯など消耗品が切れていないか、各種機器はうまく接続できるか、などを確認します。研修会場が院外の場合には、より念入りなチェックが必要です。

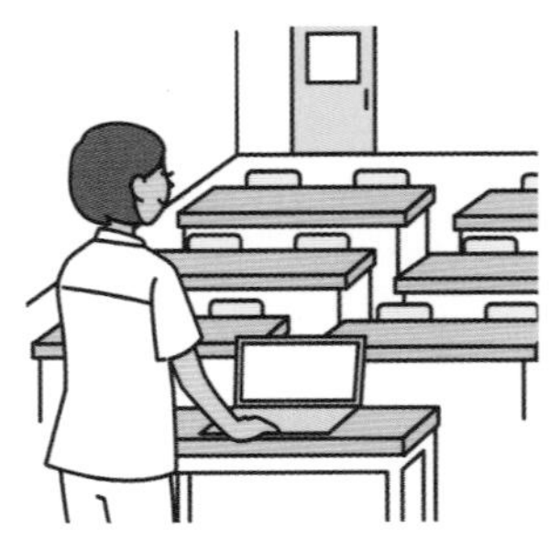

チェックリスト

研修会場の下見

- □ 教壇からの肉声がどのくらい通るのか
- □ マイクは機能しているか（音量は適切か、電池は切れていないか、無線・有線それぞれ何本使えるか、無線の場合は混線しないか、混線した場合に対応できるか）
- □ 黒板・白板の文字が後方の席から読めるか（チョークやマーカーはそろっているか）
- □ 照明、ブラインド、空調の操作はできるか（特にスクリーン前の照明の操作方法）
- □ PC、レーザーポインター、プレゼンリモートコントローラーの操作はできるか
- □ プロジェクターの操作はできるか（電源、台形補正）
- □ DVD 映像再生、PC 音声出力はできるか

2.7 座席の配置が研修を左右する

研修においては、内容や指導方法は重要な要素ですが、学習環境もそれらと同様に学習に大きな影響を与えます。特に机と椅子の配置です。

最も避けるべきなのは、大学の授業のように、スクール型の座席に、自由に座ってもらうというやり方です。スクール型は、注入主義の罠にはまった座席といえます。学習者同士で議論がしにくいですし、学習者に「聞いているだけでよい」と思い込ませ、研修が始まる前からすでに受け身の学習態度をつくってしまいます。

図 2 は、スクール型を含むさまざまな型の机・椅子の配置を表したものです。机が必要ない場合は、思い切って椅子だけにするという方法もあります。たとえば、4〜6 人組で課題に取り組むのであれば「アイランド型」、全員でディスカッションを行うのであれば「ロの字型」「多角形型」、自由に立ち歩いてランダムに意見交換するのであれば「サークル型」というように、研修の形態によって机と椅子の配置を変えるとよいでしょう。長時間にわたる研修の場合、最初はスクール型にして、途中からほかの型に変更することもできます。

次に着席方法ですが、自由座席は推奨しません。なぜならば、意欲が高い学習者ほど講師と近い位置に座り、講師から離れた場所に意欲の低い学習者が固まる傾向があるからです。学習意欲の格差は、個人レベルでは対応しやすいですが、集団になると対応しきれなくなります。できるだけ意欲、部署、経験の異なる人たちが混ざるように座席を事前に決めておき、新鮮さと適度な緊張感のある学習環境づくりをしましょう。

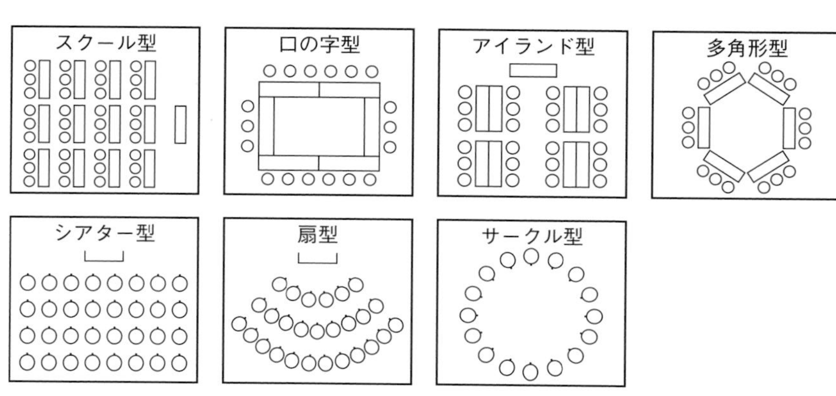

出所：中野ほか (2009), pp.119-121 より抜粋

図 2 さまざまな型の机・椅子の配置

3. オンライン研修を取り入れる

3.1 オンライン研修の種類を理解する

技術の進展をはじめとした社会状況の変化を経て、オンラインによる研修が急速に普及しました。従来行われてきた、時間と場所を共有する対面研修に加えて、さまざまな選択肢が増えています。

代表的なオンライン研修の方法には同期型オンライン研修と非同期型オンライン研修があります。同期型オンライン研修は、ウェブ会議システムなどを利用した研修のことです。講師・参加者双方の端末機器と通信環境さえ整備されていれば、実施することができます。ウェブ会議システムや教育用に開発されたソフトウェアを使えば、講師個人のパソコンによる配信も可能です。

非同期型オンライン研修は、動画配信や教科書・教材配信による研修のことです。テキスト教材や動画教材をオンライン上に保存し、参加者が自由に教材を閲覧したり、ダウンロードしたりすることができます。これにより、教材印刷・配布・回収といった一連の作業も削減できます。また、サービスによってはシステムに学習履歴が残るため、いつ、どのくらいの時間をかけて学習を行っているのかを把握することもできます。自動採点ができるテスト機能を活用することで、達成度の確認や参加者へのフィードバックを自動化することもできます。

3.2 対面とオンラインを組み合わせる

対面研修、オンライン研修には、**表2**のようにそれぞれメリットとデメリットがあります。それぞれの特徴を理解した上で、最適な組み合わせによって研修を企画するとよいでしょう。

対面とオンラインを組み合わせることによって相互補完を行う研修のことを、ハイブリッド研修と呼びます。たとえば、非同期型オンライン研修として、講義を動画教材にして研修時間外（研修前）に視聴してもらい、対面研修では、事前に視聴した動画教材で学んだ知識を活用してグループディスカッションなどの協同学習などを行うことができます。

さらに、ハイフレックス研修と呼ばれる形式も生まれています。ハイフレックスとは、ハイブリッド（Hybrid）とフレキシブル（Flexible）を合わせた用語であり、コロナ禍以降、注目されているものです（木原、2020）。ハイフレックス研修は、対面、同期型オンライン、非同期型オンラインという3つの研修形式を参加者が

表2 対面研修とオンライン研修の比較

	研修時間	メリット	デメリット
対面研修	講師・参加者が同時に参加（同時双方向）	・出席者を確認できる ・グループワークを実施しやすい ・施設・設備を使用した実習などが可能	・非常時には実施できない（悪天候、災害、感染症など） ・繰り返しの学習ができない
同期型オンライン研修	講師・参加者が同時に参加（同時双方向）	・出席者を確認できる ・グループワークを実施しやすい ・非常時でも実施しやすい	・通信環境の影響を大きく受けてしまう（回線の切断など） ・繰り返しの学習ができない ・施設・設備を使用した実習などができない
非同期型オンライン研修	参加者は各自のペースで参加（オンデマンド）	・参加者が各自に適したタイミングで学習可能 ・理解度に応じて、繰り返しの学習が可能 ・自動採点の小テストなどを利用しやすい ・非常時でも実施可能	・グループワークを実施しにくい ・施設・設備を使用した実習などができない ・オンライン教材にアクセスしない参加者への支援が必要

出所：淺田（2020）を一部修正

選択できるのが特徴です。つまり、講師は3つの研修形式を準備しておき、参加者は会場で研修に参加するのか、あるいは自宅などで同時間帯に受講するのか、異なる時間帯に動画で受講するのかを選択できます。これによって、参加者個人の学習スタイル、健康状態、環境に合わせた研修が展開できます。ただし、ハイフレックス研修は講師の負担が増えるため、スタッフによるサポートが不可欠となります。

4. 研修を評価する

4.1 研修評価の4段階

研修に評価は欠かせません。学習効果の低い研修を提供し続けることは、学習者にとっても、研修担当者にとっても、組織にとっても、メリットがありません。評価を行うことで、今よりももっとよい研修を提供することができます。

カークパトリックの4段階評価法については、すでに5章で学びました。反応、学習、行動、業績という4つのレベルで研修の効果測定を行おうとするものです。しかしながら、これらの評価をすべて厳密に行おうとすれば、大変な手間がかかってしまいます。ここでは、効率的に研修の評価を行うことができる方法を考えましょう。

カークパトリックの4段階評価法➡ p.57 参照

4.2　すでに何を知っているのかを評価する

研修が始まる前にも評価ができます。事前にアンケートを配付して、すでに学習者がどのような知識や経験をもっているのかについて答えてもらいましょう。より具体的なニーズの把握にも活用できます。講師は、それを踏まえて研修の内容やレベルを変化させることができます。学習者は、研修当日にどのような内容を学ぶのかをあらかじめ知ることができます。うまく答えられなかったという経験が、学びたいという意欲を高めることにもなります。

同じ内容のアンケートを研修終了直後にも実施すれば、研修前と研修後の比較が可能となり、研修の効果を確認することもできます。

4.3　学習内容を評価する

研修の評価では、学習者の満足度（反応）を問うことが多いですが、研修直後に行われるアンケートにおいて、低い評価がつくことはまれです。大切なことは、学習者が何を学習したのかを評価することです（**図3**）。

学習者の学習状況を確認するためには、研修中にテストをしたり、レポートを書かせたりすることもできます。たとえば、研修時間が90分であれば、講義時間は60分程度に設定します。残りの30分では、学習者に講義内容の要約とそれに対する意見を小レポートと

Q1. 全体を通して、研修に満足していますか？
　大変満足している／やや満足している／あまり満足していない／全く満足していない

Q2. 研修の目標は明示されていましたか？
　明示されていた／明示されていなかった

Q3. その目標を学習者が達成できるように講師は努力していましたか？
　大変努力したように思える／やや努力したように思える／あまり努力したように思えない／全く努力したように思えない

Q4. あなた自身、その目標を達成するように努力しましたか？
　大変努力した／やや努力した／あまり努力しなかった／全く努力しなかった

Q5. その目標は達成されましたか？
　達成された／達成されなかった

Q6. 研修を通して最も有意義だった学習内容は何ですか？

Q7. 学習した内容を日々の業務にどのように活用できそうですか？

Q8. 今回の研修のなかで、学習を促進した講師の言動はありましたか？ また、学習を阻害した講師の言動があれば教えてください。

図3 研修後アンケートの質問項目例

してまとめてもらい、意見を周囲と共有する時間を確保します。こうすれば、どのような学習が生じたのかを確認することができます。このように学習効果と回収率の向上のためには、その場で課題を仕上げてもらうとよいでしょう。

4.4 行動変容を評価する

研修の結果として、行動が変わったかどうかを評価するにはどうしたらよいでしょうか。これは、研修前や研修直後のアンケートで確認できないものです。たとえば、研修終了の3カ月後に学習者にアンケートを送付して回答してもらったり、上司や同僚に本人の行動が変わったかどうかを聞いたりすることが必要となります。大きな行動変容が期待できない短時間の研修の場合は、評価をする必要はありませんが、1〜2日程度の集合研修の場合は、フォローアップアンケートを実施しましょう。

研修の直後に行うアンケートにおいて、「あなたは今回の研修をどのように活かせそうですか、もしくは活かしたいですか」と行動変容につながる宣言をしてもらうことで、行動変容の可能性を推測するという方法もあります。厳密な行動評価ではありませんが、行動変容を促すことにもなります。

4.5 評価結果を次に活かす

研修評価アンケートを回収した後、数週間後に結果がまとまり、研修担当者間で回覧されて終わりということはよくあります。評価は次に活かさなければ実施する意味はありません。しかし、研修の振り返りのために、事後に改めて時間を設定するのは大変です。どのようにして評価結果を次に活かしたらよいでしょうか。

最も効率がよいのは、研修評価のアンケートを実施・回収した直後に、研修担当者が集まり、結果を分析するというものです。研修の直後なので担当者は疲れていますが、うまくいった点・うまくいかなかった点が最も鮮明なうちに、学習者の声とつきあわせて分析します。そして、次回の研修プログラムを、その場で改善しながらつくりあげてしまいましょう。一時的な負荷は高まりますが、研修終了後に日程調整をして会議を開催し、曖昧な記憶を頼りに研修プログラムを再度つくりあげることに比べれば、効率的かつ効果的なやり方です。

本章のまとめ

1. 研修運営は学習者のニーズを把握することから始めましょう。
2. 注入主義に陥ることなく、目標を効率的に達成させるような研修を設計することが必要です。
3. 対面研修とオンライン研修を組み合わせて実施しましょう。
4. 研修の評価は次に活かせるように効率的に行いましょう。

ワーク

1. あなたの職場の研修のなかで、外部講師に依頼したほうがよい内容の研修はどのようなものでしょうか。その理由とともに考えてみましょう。
2. すでに実施した研修の実施要項を１つ取り上げ、改善できる点を考えてみましょう。
3. あなたが実施したい研修を、目標設定、広報、講師選定、実施方法選定、学習環境、評価を考えながら企画してみましょう。

／ 推薦図書 ／

『はじめての教育委員――研修企画のキホン』
渋谷美香／日本看護協会出版会（2010）

教育担当になった看護師向けに書かれた書籍です。看護現場での研修の企画、実施、評価の進め方などをコンパクトに学ぶことができます。

『研修開発入門――会社で「教える」、競争優位を「つくる」』
中原 淳／ダイヤモンド社（2014）

社内研修の企画立案・実施・評価までを解説した書籍です。組織論などの学問的知見と企業教育関係者で共有されている実践知見によって構成されており、組織経営に貢献する研修づくりのノウハウがまとめられています。

『オンライン研修ハンドブック』
中村文子、ボブ・パイク／日本能率協会マネジメントセンター（2021）

質の高いオンライン研修の工夫がまとめられたハンドブックです。参加者主体の研修手法で、参加者が主体的に学び、行動変容を促すために欠かせないインストラクショナルデザイン、ファシリテーション、運営・デリバリーの理論と実践法が紹介されています。

第4部

キャリア開発の組織的支援

第13章　看護師を育成する組織

第13章 看護師を育成する組織

職場として看護師個人のキャリア開発をどのように支援することができるのでしょうか。本章では、キャリアについての考え方、職場でできるキャリア開発支援の方法を身につけます。

1. キャリア開発とは何か

1.1 キャリアとは何か

キャリアとは、狭く捉えると「職業・職務・職位・職歴・経歴・進路」を意味します。一方で、広く捉えると「生涯にわたる個人の人生」を意味します。現在では、家庭や趣味活動を含めた生き方全般という意味でキャリアを捉えるのが一般的です。最近は「ワークライフバランス」という言葉をよく耳にしますが、これは広い意味のキャリアを開発する上での課題といえます。

キャリアには、「職位・職歴・経歴」という意味があることからわかるように、段階があるとされています。ベナーは看護師のキャリア段階を「初心者→新人→一人前→中堅→達人」の５つに設定しました（ベナー、2005）。職場でお馴染みのクリニカルラダーの「ラダー」は梯子（はしご）という意味ですが、まさに１段ずつ高くなっていく構造になっています。

この５つの段階から、新人看護師だけでなく、一人前や中堅になっても看護師の学びは続き、それぞれの段階において克服するべき課題があるということが示唆されます。こうした段階ごとの課題の克服を、個人や組織が意図的に行うことを**キャリア開発**と呼びます。

キャリアには段階があるということに異論はないとしても、段階をいくつ設定するかについては、さまざまな考え方があります。先に５段階の例を示しましたが、**表１**のように10の段階を設定する考え方もあります（シャイン、2003）。

このような尺度の異なる段階をどのように使い分けたらよいのでしょうか。普段は、粗い尺度を使えば十分でしょう。しかし、問題が起きた際には細かな尺度を使うことが有効です。たとえば、ある看護師が問題行動を起こしたとします。このような場合、まずその看護師がどの段階にいるのかを分析します。その上で、その段階に見合った指導・助言を行います。たとえ経験年数は長くても、適切な学習環境が与えられなかったために、想定される段階に到達して

KEYWORD 112

キャリア開発

個人が主体的に自身のキャリアを捉え、知識と技能を習得し、仕事を通して成長していくことを指します。組織は、組織のニーズに一致した人材を育成するだけでは不十分であり、個人のキャリア形成を長期的・体系的に支援していく必要があります。

表1 キャリア発達の10段階

第1段階	成長、空想、探索する
第2段階	教育と訓練を受ける
第3段階	仕事生活に入る
第4段階	基礎訓練を受け、組織になじむ
第5段階	一人前の構成員として認められる
第6段階	終身雇用権を獲得し、長く構成員でいられるようになる
第7段階	キャリア半ばの危機に際して自分を再評価する
第8段階	勢いを維持する、回復する、あるいはピークを超える
第9段階	仕事から引き始める
第10段階	退職する

出所：シャイン（2003），p.13

いないこともあります。このようなときには、「もう中堅なのにこんな初歩的なこともできない」と粗い尺度で判断するのではなく、細かい尺度を使うことで正しく本人の状況を把握し、きめ細やかな指導をすることが可能になります。

1.2 なりたい自分を描く支援

職場として個人のキャリア開発を支援する際に最初にするべきことは、未来の自分をイメージさせることです。その姿が具体的であればあるほどよいでしょう。しかしながら、未来の自分について明確な像を描いている新人看護師は多くはありません。将来像をもたないまま仕事をすると、意欲も高まらず、仕事の覚えも遅くなります。

シャインは、キャリアアンカーという概念を提唱しています。これは多くの社会人にインタビューするなかで発見された「長期的な社会生活の拠りどころ（錨（いかり））」のことです。組織や仕事が変わっても、絶対に捨てたくないコアになるものです。これを自覚することで、仕事への意欲を高めることができます。

キャリアアンカーを見つけるには、「自分は本当のところ何をやりたいのか」（欲求・動機）という問いに加えて、「自分はいったい何が得意なのか」（能力・才能）、「何をやっている自分に意味や価値を感じられるのか」（価値）を問うことが大切だとされています。目の前の看護師に「やりたいこと」ばかりを問うのではなく、あなたが「やれること」は何か、あなたが「やるべきこと」は何かと問うてもよいでしょう。未来の自分を構成する要因は多様なのです。

KEYWORD 113

キャリアアンカー

組織心理学者のシャイン（Schein, E.）が提唱した概念です。個人が自らのキャリアを選択する際に、最も大切にし、ほかに譲ることのない価値観や欲求のことを指します。一度形成されるとすぐには変わりづらく、生涯にわたってその人が重要な意思決定を行う際に影響を与え続けます。

1.3 モデルを見つける支援

自分のなかになりたい自分を見出すことができない看護師に対しては、憧れの人を見つける手伝いをしてあげることも指導者の役目です。もちろんあなたが憧れの人になれるよう努力することも必要

ロールモデル➡ p.70 参照

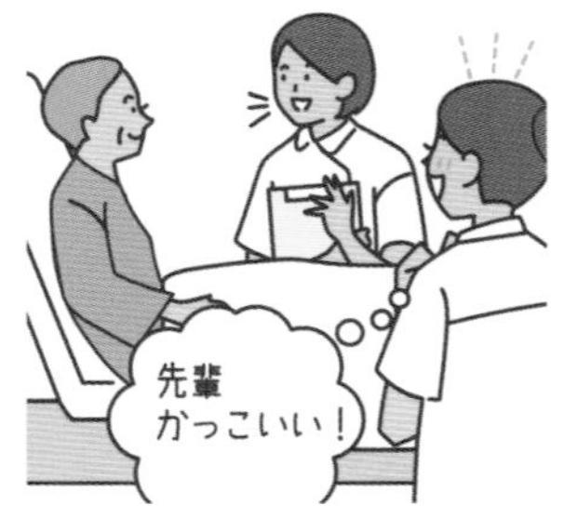

ですが、こればかりは相性があります。むしろするべきことは、たくさんの素敵な先輩と後輩が出会う機会をつくり、後輩がロールモデルを見つける支援をすることです。憧れの先輩が見つかれば、後輩はその人の言動をよく観察するようになり、積極的に質問もするようになり、効率的に仕事を覚えるようになります。ロールモデルの存在は、離職防止にも有効に機能します。仕事がつらくても、気が合わない同僚や上司がいたとしても、憧れの先輩が１人でもいることが、辞めずに働く理由になるかもしれません。

1.4　予期せぬ出来事が人を成長させる

これまでみたように、キャリア開発の基本的なステップは、将来の自分を具体的なものにし、目標を設定し、それに沿ってさまざまな学習方法を選択して学習を重ね、段階ごとの課題を克服していくというものです。しかしながら、現実の人生は思い描いた通りにならないことも多々あります。

私たちはさまざまなライフイベントに直面します。離職、結婚、出産などは典型的な例ですし、望まない職場への配置換え、職場の人間関係のトラブル、転職といった予期せぬ出来事もあります。こうしたイベントが生じることで、計画通りにキャリアが進まないこともあります。そうした際にはどのように考えたらよいのでしょう。

クランボルツは、これまでみた基本的なキャリア開発論とは異なる考え方を提唱しています。それは、**計画された偶発性**という概念です。偶然に起きる予期せぬ出来事からもキャリアは形成され開発されるものであると考え、むしろその予期せぬ出来事を大いに活用すること、偶然を必然化することを推奨しています。しかしこれは、「流されて生きろ」という意味ではありません。クランボルツは、偶然のチャンスをつかむために以下のようなアドバイスを添えています（クランボルツ、2005）。

KEYWORD 114

計画された偶発性

心理学者のクランボルツ(Krumboltz, J.)が提案したキャリア論に関する考え方です。個人のキャリアの８割は予想しない偶発的なことによって決定されるというものです。その偶然を計画的に設計し、自分のキャリアを良いものにしていこうという考え方です。計画された偶発性は、好奇心、持続性、柔軟性、楽観性、冒険心をもっている人に起こりやすいと考えられています。

- 選択肢はいつでもオープンに
- 目を覚ませ！　夢が現実になる前に
- 結果が見えなくてもやってみる
- どんどん間違えよう
- 行動を起こして自分の運をつくりだす
- まず仕事に就いてそれからスキルを学ぶ
- 内なる壁を克服する

あまりにも計画に縛られていると、予期せぬ出来事を否定的に捉えてしまいがちです。世の中には、回避できるものもあればできないものもあります。予期せぬ出来事が後輩看護師に起こったら、それをどのように自らの成長につなげることができるかを一緒に考えましょう。看護師を対象にして行った調査では、こうした予期せぬ出来事が成長につながったという回答が多くみられます。

事例 **成長につながった経験**

・「大腸がんの手術前に外泊した患者さんに下剤を渡し忘れたことに気づき、夜勤リーダーにも相談せず患者宅へ電話し下剤を取りにきてほしいと伝えた。すると『主治医を出せ、おまえじゃらちがあかん』と怒られ、主治医に電話に出てもらい、謝って和解した。師長よりプロセスレコードを書くよう言われ、自分の行動・気持ち・相手の気持ちなどを考えることにより、患者さんに接する態度を変えるべきだと気づいた。」
・「看護師３年目に出産して育休をとり、１年後に仕事復帰したが、不安な状態で臨床経験のない場所へ行くことになった。同期が病棟でリーダーとしてバリバリ仕事をしている姿を見て、遅れを取り戻そう、いつ病棟に戻っても胸を張って仕事ができるように吸収できるものはすべて吸収しておこうという意欲がわき、さまざまな病棟を体験し、研修にも積極的に参加したこと。」
・「家族が入院したこと。患者さんの家族の気持ちを自分なりに考えるきっかけとなった。」

出所：中井ほか（2014），p.157

2. 職場で手軽にできるキャリア開発支援

2.1　さまざまな世代に出会う機会を

後輩看護師のキャリア開発支援として、ちょっとした工夫で気軽にできることがあります。まず、さまざまな世代のキャリアのストーリーを聞かせることです。仕事中の短い休憩時間でも、会食の時間でもかまいません。なぜ入職したのか、新人の頃どんな失敗をしたのか、どうやって仕事を覚えたのかという話を先輩看護師がする機会をもつことです。定年退職をしたり、さまざまな理由から離職した看護師を招いて話をしてもらうことも有益です。中堅やベテランの昇進、退職といったキャリアの節目の宴席にも積極的に声をかけて参加を促しましょう。目の前にいる看護師の生き方こそ最高のキャリアの教科書なのです。

同世代で集まる機会を設定するのも、キャリアを考える機会になります。同世代は似たような悩みをもつことが多く、看護師としてのキャリアを生涯継続していく上で、かけがえのない存在となります。先輩看護師から教わったことを確認し合うサポーターにも、ときにはライバルにも、またモデルにもなるのです。これをピア効果（同僚効果）といいます。SNS（ソーシャル・ネットワーク・サービス）を通したオンライン上の交流も盛んになっていますが、実際に出会う場（同期会）をつくる手助けをしましょう。同期として入職する看護師の数が少ない場合は、職場を超えた交流の場をつくるのもよいでしょう。

KEYWORD 115
ピア効果
能力と意識の高い人が集まる場に生じる、互いを高め合う効果を指します。能力の高い者同士がお互いに刺激し合うことで、集団全体がレベルアップするだけでなく、個人も成長することができます。

2.2　さまざまな学習スタイルを紹介する

社会人の学習には、学生のそれとは異なる特徴があり、さらに言えば、人によっても効果的な**学習スタイル**は違います。図書館で1人で本を読む、職場の同僚を誘って自主的な勉強会を開催する、大学院に通う、eラーニングで学習するなど、社会人の学習方法は多様です。なかでも近年注目されているのは、職場外の人たちと交流しながら学ぶ**越境学習**です。家庭でも職場でもない、「サードプレイス」（第三の居場所）において、新しい知的刺激が得られるとされています（中原、2011／下山、江藤、2012）。看護師を対象としたアンケートでも、次の事例のように職場外での学習の効果について言及されています。

学習スタイル➡ p.75 参照

KEYWORD 116
越境学習
自らの職場以外の場での学びや知的交流を指します。たとえば、働きながら大学院や民間のビジネススクールに通ったり、社外の勉強会やワークショップに参加したりして学習することです。

事例　職場外での学習の効果

・「職場内で学ぶことに限界を感じ、院外での研修やセミナーに参加し、いろいろな考え方があることを知ったとき、また、同じように感じている人がほかの病院にもいることを知ったとき、思いや感じていることを共有でき、同じ目標に向かって頑張ろうと思えた。また、外へ知識を求めるようになり、世界が広がった感じがした。」
・「海外研修で視点、見解が広がった。」

出所：中井ほか（2014），p.157

先輩看護師がすべきことは、そうしたさまざまな学習スタイルが存在していることを教える、自らの学習スタイルについて話す、後輩の学習スタイルにあった助言をすることです。

2.3　組織的に振り返りの機会をつくる

将来の自分を描き、意欲を維持しながらキャリア開発に取り組んでいるときには忘れがちですが、キャリア開発において重要なのは振り返りです。年の初めに目標を立てて、それを年末に振り返り、それをもとに次の目標を立てるというサイクルが回り始めれば、自分自身で目標管理ができる自律的な学習者となります。

年末・年始、年度終わり・年度初めは、各人が1年を振り返り、翌年の抱負を心に抱くときです。こうした節目の機会を活用しましょう。毎年の面談時に年度目標を書かせて、それを自己評価させたり、上司が評価したりするのも大切なことですが、自ら掲げた目標を多くの人の前で宣言し、多くの人からフィードバックをもらうことは、それ以上の効果があります。キャリア上の目標を達成した人がいれば、大いに承認するとよいでしょう。相手を承認することは効果的であり、金銭面よりも名誉のインセンティブが重要だと指摘されています（太田、2009）。他者からの承認は、キャリア開発のインセンティブとして十分機能しますし、何より手軽でコストがかからないのが魅力です。

3. キャリア開発を支援する組織をつくる

3.1 古くて新しい徒弟制

職場において看護師を育成する重要性について、理解されるようになってきました。それでは、職場全体で看護師を育てる組織はどのようにしたらつくれるのでしょうか。

徒弟制という言葉は少し古めかしく聞こえるかもしれませんが、教育学では再評価されている概念です。医療・看護の世界では「屋根瓦方式」とも呼ばれています。徒弟制の組織では、中心に最高の技術をもつ親方がいて、同心円状に一番弟子から順番に弟子たちが並んでいます。新人は最も周辺の部分から参入し、近くにいる若い弟子たちから部分的に知識や技術を獲得しながら親方に近づいていきます。そうやって、共同体への参加を通して役割を変化させていくことこそ学習だと考えるのが、**正統的周辺参加論**です。

親方は「教えの師匠」でもありますが、常に最高の仕事のために努力し続ける「学びの師匠」でもあります。つまり徒弟制の世界では、誰もが学習者です。

あなたの職場では徒弟制がうまく機能しているでしょうか。学びを放棄した中堅やベテランが存在していないでしょうか。中堅やベテランが学び続ける組織でなければ、若い看護師は育ちません。

組織論においては**学習する組織**という概念があります。学習する組織とは、「自律的に環境に適応して、新しい価値観や世界観、思

KEYWORD 117
徒弟制
ヨーロッパ中世の職業技術訓練に典型的にみられる制度で、親方、職人、徒弟という身分的な階層制度をもちます。徒弟は、親方や先輩職人の熟達者から実践を通して学び、一人前になっていきます。

KEYWORD 118
正統的周辺参加論
社会人類学者のレイヴ（Lave, J.）と教育理論家のウェンガー（Wenger, E.）が、アフリカの仕立屋の研究、保険会社における業務遂行過程の分析などを通して提唱した学習理論です。学習を、社会的な実践共同体のなかで周辺的な位置から徐々に中心的な役割を果たすようになっていくプロセスとして捉えます。このような捉え方は、知識や技能の習得を学習とする従来の考え方とは大きく異なっています。

KEYWORD 119
学習する組織
環境に適応し、変化する能力を継続的に開発している組織のことをいいます。過去の組織文化や行動に縛られることなく、変化に対応し、自己改革していく機能を備えている組織のことです。アメリカの経営学者のセンゲ（Senge, P.）らによって提唱されています。「学習」とは、単に知識を習得することにとどまらず、思考や行動パターンをも変えていくことを指しています。

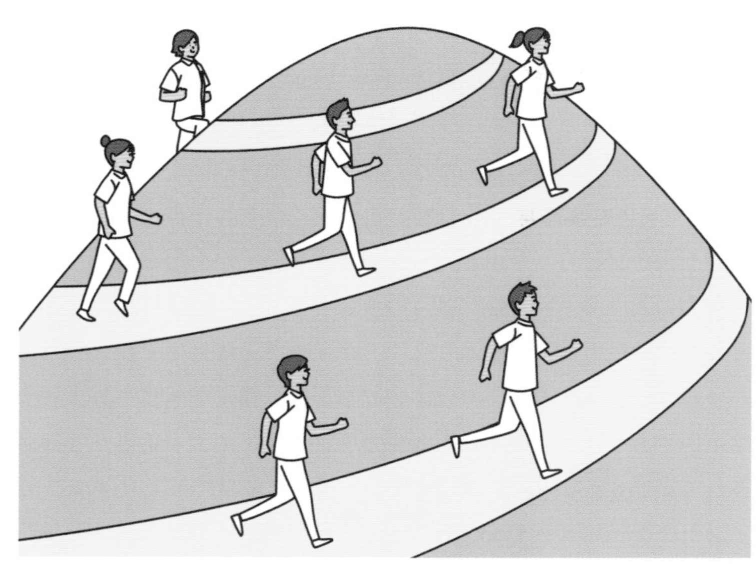

考方法、知識、技術、行動を獲得する力をもつ」組織のことと定義されます（高間、2005）。単なる学習する個人の寄せ集めではなく、職場単位で、あるいは組織全体で同時に、多重的に学習が生じるような組織にしていく必要があります。

3.2　目指すべき人材像を定める

あなたの職場には目指すべき人材像が定められているでしょうか。組織的なキャリア開発支援は、目指すべき人材像と現状のギャップを認識することから始まります。目指すべき人材像が定められていなければ、指導者や本人の個人的な思いに基づくキャリア開発になってしまいます。職場にとっても個人にとっても望ましい人材像に向けて、キャリア開発は行われるべきです。

日本看護協会が出している文書のなかにも目指すべき人材像が書かれています。また、社会環境の変化から看護師への期待も変化しています。それらを参考にしながらも、自分たちの職場で独自のものを定めるのがよいでしょう。そのほうが職場に即したものになりますし、愛着がわきます。職場内で評価の高い看護師がもっている能力を列挙することでも、目指すべき人材像をつくることができます。それを目に見えるところに掲示したり、ことあるごとに説明したりすることで、職場の看護師全員に、目指すべき人材像が共有されているのが理想的です。

目指すべき人材像には、以下のような例があります。

・安全な医療の実践と最良のケアが提供できる人材
・地域に愛される病院となるために地域医療の向上を目指し病院経営に参画できる人材
・患者さんから学び患者さんに還元できる人材
・患者さんの言葉に耳を傾け患者さんの望む最良の看護を提供できる人材
・根拠に基づいたケア・看護が提供できる人材
・スタッフそれぞれの得意分野を活かして協力してケアを提供できる人材
・コスト面を考慮しつつ、病院経営に参画できる人材

3.3　研修体系をつくる

職場では、現状の看護師を目指すべき人材像にできるだけ近づけていくために必要な研修が体系的に組まれていなければなりません。新人、中堅、ベテランといった経験年数や役職に応じた研修、専門分野ごとの研修など、研修を体系化する軸は複数あります。相互に関連していない研修が単発的に実施されるばかりでは、退職までのキャリアを見通すことはできません。職場におけるキャリア全体にわたる研修が体系的に組まれていることがわかれば、新人看護師も早いうちに、学び続ける必要性を理解するでしょう。

3.4　自己啓発支援制度を整備する

個人が自主的に取り組むキャリア開発、つまり**自己啓発**を支援する制度をもつ職場もあります。その方法は複数あります。１つめは、経済的支援です。資格取得や各種スクールに通うために必要な経費（授業料、受験料、交通費など）を支援するというものです。読書のための書籍代を必要経費として支給する職場もあります。

自己啓発➡ p.11 参照

２つめは、時間的支援です。各種スクールに通う時間を勤務時間中に確保したり、そのための長期休暇を認めたりすることです。

３つめは、情報的支援です。自己啓発に関わるさまざまな情報を掲示したり、メールで提供したりすることです。

最後は人的支援です。すでに述べたように、個人のキャリア開発を励ましたり、承認したりする人を配置するものです。そうした人材を新たに雇用しなくても、現在働いている先輩看護師１人１人が少しだけ後輩の相談にのってあげるだけで可能な支援です。

3.5　チェンジエージェントになる

このような組織づくりが望ましいものだとはわかっていても、それを上司や管理職に伝える勇気がないという人もいるでしょう。あ

るいは、勇気をもって伝えたにもかかわらず理解してもらえず、時に批判されることもあるでしょう。

学習する組織においては変化の担い手になるチェンジエージェントが欠かせないといわれています。チェンジエージェントとは、「機関が望ましいと考える方向に、クライアントのイノベーション決定に対して影響を及ぼす個人」と定義されています（ロジャース、2007）。

KEYWORD 120

チェンジエージェント

組織の変革を主体的に進めていく使命や役割をもった組織変革の推進者を指します。組織を変化させる触媒であるチェンジエージェントの役割には、①変革への動機づけ、②変革への決断の促進、③変革のプロジェクト化、④変革のフォローがあります。

チェンジエージェントの仕事は、組織を変えることというよりは、周囲の同僚に変化したいという気持ちを起こさせることです。1人の看護師が大学院に通い始めただけで、組織が活性化したという事例があります。大学院に通った看護師が新たな知識を職場に持ち込んだだけではなく、社会人になってからも学び続ける姿が上司にも部下にも同僚にも、学ぶこと、変わることの必要性を伝えたのです。

イノベーション論が明らかにしているように、改革というものは、まずほんの一握りの人たちによって始められます。それがゆっくりと時間をかけて大きな動きになっていくのです。時間がかかるからこそ、将来の自分にとって、そしてあなたの後輩にとって、働きやすい職場づくりを、今から始めておく必要があります。人を育てる職場を次世代に引き継ぐことこそ、研修担当者の使命です。先輩の研修担当者も少しずつ組織を改善してきたはずです。あなた1人で大きな改革を起こす必要はありません。絶え間なく続いてきたバトンリレーの走者として、少しでも良い状況にして後輩看護師にバトンを手渡しましょう。

本章のまとめ

1. 個人と組織にとって望ましい人材像に基づいた、キャリア開発支援に取り組みましょう。
2. さまざまな世代の看護師のキャリアストーリーに触れたり、多様な学習スタイルを学んだり、組織的に振り返ったりする機会を作って、職場で気軽にキャリア開発の支援をしていきましょう。
3. 体系的な研修や自己啓発支援制度を少しずつ改善して、学習する組織をつくりましょう。

ワーク

1. あなたの職場における目指すべき人材像を、あなた自身の言葉で表現し直してみましょう。
2. キャリア開発が自分の思い通りにならないことに戸惑っている後輩看護師に対して、あなたはどのようなアドバイスができますか。
3. あなたの職場の看護師のキャリア開発支援を調べた上で、それを補完する自己啓発支援の制度を考えてみましょう。

推薦図書

『看護師のキャリア論──多くの節目を越えて生涯にわたる成長の道筋を見出すために』
勝原裕美子／ライフサポート社（2007）

看護師のキャリアについて、病院組織のなかにとどまらず看護師の生涯にわたる仕事に関連した諸体験のつながりとして捉える視点を、看護管理学の知識のみならず、経営学、社会学、哲学などの人文諸科学の知識も活用しながら提唱しています。

『らくらくうまくいく新人看護職員育成システムづくり』
砥石和子、高崎由佳理、増永啓子、木下千鶴、佐藤澄子／メディカ出版（2011）

新人教育を効果的に行うには、厚生労働省のガイドラインを参考に、自施設の特性に応じた教育体制を構築できるかが重要になります。教育体制づくりの具体的な方法をストーリー仕立てでマンガを用いて説明しています。

『看護管理者のためのキャリアデザイン支援術』
濱田安岐子／メディカ出版（2020）

看護管理者を対象にキャリアデザイン支援の方法がまとめられた書籍です。キャリアデザインの理論の紹介の後に、大事にしたい看護を一緒に考え、自己実現へと向かわせるキャリア支援の方法が場面別にまとめられています。

参考文献

- 青木久美子（2005）「学習スタイルの概念と理論―欧米の研究から学ぶ」『メディア教育研究』第２巻、第１号、pp.197-212。
- 赤尾勝己(2004)『生涯学習理論を学ぶ人のために』世界思想社。
- 淺田義和（2020）「「遠隔教育」の区分とツールの選択」『週刊医学界新聞』第 3374 号（2020 年６月８日）。
- 阿部幸恵（2013）『看護のためのシミュレーション教育はじめの一歩ワークブック―やってみよう！作ってみよう！』日本看護協会出版会。
- 新井英靖、荒川眞知子、池西静江、石束佳子編（2013）『考える看護学生を育む授業づくり 意欲と主体性を引き出す指導方法』メヂカルフレンド社。
- 池田輝政、戸田山和久、近田政博、中井俊樹（2001）『成長するティップス先生―授業デザインのための秘訣集』玉川大学出版部。
- 石井英真監修（2020）『ゼロから学べるオンライン学習』明治図書出版。
- 石田淳（2011）『行動科学を使ってできる人が育つ！教える技術』かんき出版。
- 稲垣忠、鈴木克明編著（2011）『授業設計マニュアル―教師のためのインストラクショナルデザイン』北大路書房。
- 稲垣忠彦(1986)『授業を変えるために―カンファレンスのすすめ』国土社。
- 井部俊子編著（2012）『プリセプターシップ―育てることと育つこと』ライフサポート社。
- 今井むつみ（2016）『学びとは何か－＜探究人＞になるために』岩波書店。
- 上田修代、宮崎美砂（2010）「看護実践のリフレクションに関する国内文献の検討」『千葉看護学会誌』Vol.16、No.1、pp.61-68。
- エティエンヌ・ウェンガー、リチャード・マクダーモット、ウィリアム・M・スナイダー（野村恭彦監修）（2002）『コミュニティ・オブ・プラクティス』翔泳社。
- 江頭美智留（1996）『ナースのお仕事』フジテレビ出版。
- エイミー・エドモンドソン（野津智子訳）（2021）『恐れのない組織－「心理的安全性」が学習・イノベーション・成長をもたらす』英治出版。
- 大芦治（2013）『無気力なのにはワケがある―心理学が導く克服のヒント』NHK 出版新書。
- 太田 肇（2009）『認め上手』東洋経済新報社。
- 大西忠治（1987）『授業つくり上達法』民衆社。
- 大西忠治（1988）『発問上達法』民衆社。
- 大村はま（1996）『新編　教えるということ』筑摩書房。
- 大村はま（2004）『灯し続けることば』小学館。
- 小川賀代、小村道昭（2012）『大学力を高める e ポートフォリオ―エビデンスに基づく教育の質保証をめざして』東京電機大学出版局。
- 奥田弘美（2012）『スマ子・まめ子とマンガで学ぶ新人・後輩指導コーチングスキル超入門』メディカ出版。
- 角山剛編（2019）『組織行動の心理学：組織と人の相互作用を科学する』北大路書房。
- 鹿毛雅治編（2012）『モティベーションをまなぶ 12 の理論―ゼロからわかる「やる気の心理学」入門！』金剛出版。
- 鹿毛雅治(2022)『モチベーションの心理学－「やる気」と「意欲」のメカニズム』中央公論社。
- 梶田叡一（1983）『教育評価』有斐閣。
- 勝原裕美子（2007）『看護師のキャリア論―多くの節目を越えて生涯にわたる成長の道筋を見出すために』ライフサポート社。
- 勝原裕美子（2016）『組織で生きる―管理と倫理のはざまで』医学書院。
- 加藤尚武（2006）『教育の倫理学』丸善。
- 金井壽宏（2002）『働くひとのためのキャリア・デザイン』PHP 新書。
- 金井壽宏、楠見孝(2012)『実践知―エキスパートの知性』有斐閣。
- ロバート・M・ガニェ、キャサリン・C・ゴラス、ジョン・M・ケラー、ウォルター・W・ウェイジャー（鈴木克明、岩崎 信監訳）（2007）『インストラクショナルデザインの原理』北大路書房。
- 上条晴夫編（2007）『子どもを注目させる指示・発問・説明の技術』学事出版。
- 川島みどり、杉野元子（2008）『看護カンファレンス（第３版）』医学書院。
- 桔梗友行編（2012）『子どもの力を引き出す新しい発問テクニック』ナツメ社。
- 北林司、萩原英子、鈴木珠水、福島成貴、小野寺綾、五十嵐裕、宮城英紀、町田烈（2007）「臨床で男性看護師が経験する女性看護師との差異」『群馬パース大学紀要』No.5、pp.59-64。
- 木原崇博、仲谷善雄（2011）「問題志向型看護記録に基づく新人看護師への看護推薦支援の試み」情報処理学会第 73 回全国大会資料。
- 木原由貴（2020）「広がるハイフレックス教育－コロナ時代のアメリカ高等教育－」『教育学術新聞』第 2809 号（2020 年７月８日）。
- サイン・スコット・クーパー、メイ・シガ・ホーンバック（壁島あや子、野村かず、粟屋典子、込山和子、桜井ソノ訳）（1983）『看護継続教育』医学書院。
- 熊平美香（2021）『リフレクション―自分とチームの成長を加速させる内省の技術』ディスカバー・トゥエンティワン。
- パトリシア・クラントン（入江直子、豊田千代子、三輪建二訳）（1999）『おとなの学びを拓く―自己決定と意識変容をめざして』鳳書房。
- ジョン・クランボルツ、アル・レヴィン（2005）『その幸運は偶然ではないんです！―夢の仕事をつかむ心の練習問題』ダイヤモンド社。
- キャスリーン・B・ゲイバーソン、マリリン・H・オールマン（勝原裕美子監訳）（2002）『臨地実習のストラテジー』医学書院。
- 公益社団法人日本看護協会（2013）「『継続教育の基準 ver.2』活用のためのガイド」。
- 向後千春（2012）『いちばんやさしい教える技術』永岡書店。
- ジェラルド・コウリー他（村本詔司監訳）（2004）『援助専門家のための倫理問題ワークブック』創元社。
- 厚生労働省医政局看護課（2005）『医療安全の確保に向けた助産師保健師看護師法等のあり方に関する検討会』厚生労働省。
- 厚生労働省医政局看護課（2011）『新人看護職員研修ガイドライン』厚生労働省。
- 小山眞理子編（2003）『看護教育の原理と歴史』（看護教育講座 1）医学書院。
- 佐藤浩章(2007)「人を育てるということ―教育・指導の原則」『看護展望』2007 年 10 月号、pp.52-56。
- 佐藤浩章（2010）『大学教員のための授業方法とデザイン』玉川大学出版部。
- 佐藤浩章編（2017）『シリーズ大学の授業法 2 講義法』玉川大学出版部。
- 佐藤みつ子、宇佐美千恵子、青木康子（2009）『看護教育における授業設計（第４版）』医学書院。
- 三宮真智子（2018）『メタ認知で＜学ぶ力＞を高める：認知心理学が解き明かす効果』北大路書房。
- 篠田道子（2010）『チームの連携力を高めるカンファレンスの進め方』日本看護協会出版会。
- 渋谷美香（2010）『はじめての教育委員―研修企画のキホン』

日本看護協会出版会。
・島宗理（2004）『インストラクショナルデザイン―教師のためのルールブック』米田出版。
・島津明人（2022）『新版 ワーク・エンゲイジメント』労働調査会。
・下山節子、江藤節代編（2012）『新時代の看護マネジメントとリーダーシップ』メディカ出版。
・人事院（2015）「パワー・ハラスメント防止ハンドブック」。
・エドガー・H・シャイン（金井壽宏訳）（2003）『キャリア・アンカー―自分のほんとうの価値を発見しよう』白桃書房。
・ドナルド・ショーン（柳沢昌一、三輪建二訳）（2007）『省察的実践とは何か―プロフェッショナルの行為と思考』鳳書房。
・杉江修治、関田一彦、安永悟、三宅なほみ（2004）『大学授業を活性化する方法』玉川大学出版部。
・杉原隆（2008）『運動指導の心理学―運動学習とモチベーションからの接近』大修館書店。
・杉森みど里（1999）『看護教育学（第3版）』医学書院。
・ヴィクトリア・スクールクラフト（豊澤英子、荒尾博美、脇幸子、中村紘一訳）（1998）『看護を教える人への14章』医学書院。
・鈴木克明（2002）『教材設計マニュアル』北大路書房。
・鈴木宏昭（2022）『私たちはどう学んでいるのか―創発から見る認知の変化』筑摩書房。
・関口礼子編（2002）『新しい時代の生涯学習』有斐閣アルマ。
・関根雅泰（2006）『教え上手になる！―教えと学びのワークブック』明日香出版。
・ピーター・セルディン（大学評価・学位授与機構監訳）（2007）『大学教育を変える教育業績記録』玉川大学出版部。
・高浦勝義（2000）『ポートフォリオ評価法入門』明治図書出版。
・高橋平徳、内藤知佐子編（2019）『看護教育実践シリーズ5 体験学習の展開』医学書院。
・高間邦男（2005）『学習する組織―現場に変化のタネをまく』光文社新書。
・武井麻子（2001）『感情と看護』医学書院。
・田尾雅夫（1993）『モチベーション入門』日本経済新聞社。
・田島桂子（2004）『看護実践能力の育成に向けた教育の基礎（第2版）』医学書院。
・田島桂子（2009）『看護学教育評価の基礎と実際（第2版）』医学書院。
・田中耕治編（2005）『よくわかる教育評価』ミネルヴァ書房。
・田中耕治編（2008）『教育評価』岩波書店。
・田村由美、藤原由佳、中田康夫、森下晶代、津田紀子（2002）「オックスフォード・ブルックス大学におけるリフレクションを活用した看護教育カリキュラムの背景と概要」『Quality Nursing』8（4）、pp.41-47。
・田村由美、中田康夫、藤原由佳、森下晶代、津田紀子（2002）「リフレクションを行うために必須なスキル開発―オックスフォード・ブルックス大学における教授方法実践例」『Quality Nursing』8（5）、pp.419-425。
・多羅尾美智代（2005）『看護現場に活かすコーチング』経営書院。
・ウォルター・ディック、ジェームス・ケアリー（角行之監訳）（2004）『はじめてのインストラクショナルデザイン』ピアソン・エデュケーション。
・バーバラ・デイビス（香取草之助監訳）（2002）『授業の道具箱』東海大学出版会。
・砥石和子、高崎由佳理、増永啓子、木下千鶴、佐藤澄子（2011）『らくらくうまくいく新人看護職員育成システムづくり』メディカ出版。
・レバ・ド・トニエ、マーサ・A・トンプソン（中西睦子、荒川唱子訳）（1993）『看護学教育のストラテジー』医学書院。
・豊田久美子（2006）「看護記録の開示に対する看護者の意識調査」『滋賀県立大学人間看護学部紀要』4、pp.35-45。
・ピーター・ドラッカー（上田惇生訳）（2000）『プロフェッショナルの条件―いかに成果をあげ、成長するか』ダイヤモンド社。
・フローレンス・ナイチンゲール（湯槇ます、薄井坦子、小玉香津子、田村真、小南吉彦訳）（2011）『看護覚え書（第7版）』現代社。
・内藤知佐子（2022）『教える」に悩むナースを応援 指導力向上ブック―プリセプターからクリニカルコーチまで』メディカ出版。
・内藤知佐子（2019）『看護管理者のための「教え方」「育て方」講座―誰も教えてくれなかった最強のファシリテーション＆コーチング術』メディカ出版。
・内藤知佐子、高橋聖子、高橋平徳（2023）『13の実践レシピで解説！看護を教える人が発問と応答のスキルを磨く本』医学書院。
・内藤知佐子、宮下ルリ子、三科志穂（2019）『学生・新人看護師の目の色が変わるアイスブレイク30』医学書院。
・中山洋子（2004）「看護の“知”の水脈を探る」『聖路加看護学会誌』Vol.8、No.1、pp.49-44。
・中井俊樹（2010）「学習成果を評価する」夏目達也、近田政博、中井俊樹、齋藤芳子『大学教員準備講座』玉川大学出版部、pp.49-61。
・中井俊樹、飯岡由紀子（2013）「看護教員のための教授法入門① 学習を促進するシラバス」『看護展望』2014年1月号、pp.70-76。
・中井俊樹、飯岡由紀子（2014a）「看護教員のための教授法入門② 初回の授業を組み立てる」『看護展望』2014年2月号、pp.68-73。
・中井俊樹、飯岡由紀子（2014b）「看護教員のための教授法入門③ 授業づくりの基本の型」『看護展望』2014年3月号、pp.64-69。
・中井俊樹、飯岡由紀子（2014c）「看護教員のための教授法入門④ 学生を授業に巻き込む」『看護展望』2014年4月号、pp.70-75。
・中井俊樹、飯岡由紀子（2014d）「看護教員のための教授法入門⑤ 協同学習を取り入れる」『看護展望』2014年5月号、pp.68-74。
・中井俊樹、小林忠資、寺田佳孝（2014）「教育を担当する看護師を対象としたアンケート結果」名古屋大学高等教育研究センター『FD・SD教育改善支援拠点の活動（3）平成25年度総合報告書』名古屋大学、pp.152-161。
・中井俊樹、小林忠資編（2022）『看護のための教育学（第2版）』医学書院。
・中井俊樹、小林忠資編（2017）『看護教育実践シリーズ3 授業方法の基礎』医学書院。
・中井俊樹、小林忠資編（2015）『看護のための教育学』医学書院。
・中井俊樹、服部律子編（2018）『看護教育実践シリーズ2 授業設計と教育評価』医学書院。
・中井俊樹、森千鶴編（2021）『看護教育実践シリーズ1 教育と学習の原理』医学書院。
・永井則子（2010）『パッと見てわかる・チームで支える　新プリセプター読本』メディカ出版。
・中西純子、岡田ルリ子、塩月ぬい子、原美香子、山口利子、上杉純美（2005）「学生にとって意味のあるカンファレンスとその関連要因」『愛媛県立医療技術大学紀要』第2巻、第1号、pp.21-27。
・中野民夫、森雅浩、鈴木まり子、富岡 武、大枝奈美（2009）『ファシリテーション―実践から学ぶスキルとこころ』岩波書店。
・中原淳編（2006）『企業内人材育成入門―人を育てる心理・教育学の基本理論を学ぶ』ダイヤモンド社。
・中原淳（2014）『研修開発入門』ダイヤモンド社。
・中原淳、島村公俊、鈴木英智佳、関根雅泰（2018）『研修開発入門「研修転移」の理論と実践』ダイヤモンド社。

・中原淳（2011）『知がめぐり、人がつながる場のデザイン―働く大人が学び続ける“ラーニングバー”というしくみ』英治出版。
・中村文子、ボブ・パイク（2021）『オンライン研修ハンドブック』日本能率協会マネジメントセンター。
・夏目達也、近田政博、中井俊樹、齋藤芳子（2010）『大学教員準備講座』玉川大学出版部。
・撫尾知信（1990）「教育評価」細谷俊夫、河野重男、奥田真丈、今野喜清編『新教育学大事典』第一法規、pp.352-356。
・西田朋子(2016)『新人看護師の成長を支援するOJT』医学書院。
・日本医学教育学会（2006）『第33回医学教育者のためのワークショップ（富士研WS）配布資料』。
・日本看護協会（2000）『看護記録開示に関するガイドライン』日本看護協会出版会。
・野口芳宏（2011）『野口流教師のための発問の作法』学陽書房。
・マルカム・ノールズ（堀薫夫、三輪建二監訳）（2002）『成人教育の現代的実践―ペダゴジーからアンドラゴジーへ』鳳書房。
・エリザベス・バークレイ、クレア・メジャー、パトリシア・クロス（安永悟監訳）（2009）『協同学習の技法―大学教育の手引き』ナカニシヤ出版。
・エリザベス・バークレイ、パトリシア・クロス、クレア・メジャー（安永悟監訳）（2015）『協同学習の技法』ナカニシヤ出版。
・濱川博招、島川久美子（2008）『できる看護主任・リーダーのコーチング術』ぱる出版。原玲子（2013）『スタッフのやる気を引き出す目標管理の実践・評価ワークブック』日本看護協会出版会。
・濱田安岐子（2020）『看護管理者のためのキャリアデザイン支援術―スタッフを支え・成長を促す面談スキル向上！』メディカ出版。
・東めぐみ（2009）『看護リフレクション入門―経験から学び新たな看護を創造する』ライフサポート社。
・平井さよ子（2009）『看護職のキャリア開発―転換期のヒューマンリソースマネジメント』日本看護協会出版会。
・平尾昌宏（2019）『ふだんづかいの倫理学』晶文社。
・平松陽一、三友祥実（2009）『教育研修スタッフマニュアル』ナショナル出版。
・藤岡完治（1994）『看護教員のための授業設計ワークブック』医学書院。
・藤岡完治、堀喜久子、小野敏子編（1999）『講義法』（わかる授業をつくる看護教育技法1）医学書院。
・藤岡完治、安酸史子、村島さい子、中津川順子（2001）『学生とともに創る臨床実習指導ワークブック（第2版）』医学書院。
・藤岡完治、堀喜久子編（2002）『看護教育の方法』（看護教育講座3）医学書院。
・藤岡完治、屋宜譜美子編（2004）『看護教員と臨地実習指導者』（看護教育講座6）医学書院。
・藤岡信勝（1989）『授業づくりの発想』日本書籍。
・ケン・ベイン（高橋靖直訳）（2008）『ベストプロフェッサー』玉川大学出版部。
・パトリシア・ベナー（2007）「Learning to See and Think Like a Nurse: Clinical Reasoning and Caring Plactices」『日本看護研究学会雑誌』Vol.30、No.1、pp.23-27。
・パトリシア・ベナー（早野ZITO真佐子訳）（2011）『ベナー　ナースを育てる』医学書院。
・パトリシア・ベナー（井部俊子監訳）（2005）『ベナー看護論新訳版―初心者から達人へ』医学書院。
・パトリシア・ベナー、クリスティン・タナー、キャサリン・チェスラ（早野ZITO真佐子訳）（2015）『ベナー 看護実践における専門性 達人になるための思考と行動』医学書院。
・マイケル・ポランニー（高橋勇夫訳）（2003）『暗黙知の次元』筑摩書房。
・松浦正子(2013)『看護師長の「超」指導力アップ術―スタッフを「自ら学ぶ看護師」に育てる！』メディカ出版。
・松尾睦（2006）『経験からの学習―プロフェッショナルへの成長プロセス』同文舘出版。
・松尾睦（2011）『職場が生きる人が育つ―「経験学習」入門』ダイヤモンド社。
・松尾睦（2013）『成長する管理職―優れたマネジャーはいかに経験から学んでいるのか』東洋経済新報社。
・松尾睦（2021）『仕事のアンラーニング―働き方を学びほぐす』同文舘出版。
・宮澤章二（2010）『行為の意味―青春前期のきみたちに』ごま書房新社。
・牟田静香（2007）『人が集まる！行列ができる！講座、イベントの作り方』講談社。
・村上成明（2006）「看護実践の知識伝授プロセスにみられる暗黙知伝授の有用性の検討―看護管理者の知識伝授体験より」『日本看護管理学会誌』Vol.9、No.2、pp.50-57。
・村本淳子編（2001）『討議を取り入れた学習法』（わかる授業をつくる看護教育技法2）医学書院。
・森敏昭、岡直樹、中條和光（2011）『学習心理学―理論と実践の統合をめざして』培風館。
・安酸史子（2007）『目からウロコの新人ナース・プリセプティ指導術―プリセプターナース必修の理論とテクニック』メディカ出版。
・柳澤厚生編（2003）『ナースのためのコーチング活用術』医学書院。
・柳田邦男、陣田泰子、佐藤紀子（2011）『その先の看護を変える気づき―学びつづけるナースたち』医学書院。
・山地弘起編（2007）『授業評価活用ハンドブック』玉川大学出版部。
・山田豊(2017)『プロ直伝！最高の結果を出すファシリテーション』ナツメ社。
・吉武久美子（2017）『看護者のための倫理的合意形成の考え方・進め方』医学書院。
・吉田新一郎（2006）『「学び」で組織は成長する』光文社新書。
・ギルバート・ライル（坂本百大、井上治子、服部裕幸訳）（1987）『心の概念』みすず書房。
・ジーン・レイヴ、エティエンヌ・ウェンガー（佐伯 胖訳）（1993）『状況に埋め込まれた学習―正統的周辺参加』産業図書。
・エベレット・ロジャーズ（三藤利雄訳）（2007）『イノベーションの普及』翔泳社。
・Alexander, Matthew, Patricia Lenahan & Anna Pavlov, ed.（2005）*Cinemeducation: A Comprehensive Guide to Using Film in Medical Education*, Radcliffe Publishing.
・Bain, Ken（2004）*What The Best College Teachers Do*, Harvard University Press.
・Barkley, Elizabeth F., K. Patricia Cross & Claire Howell Major（2003）*Collaborative Learning Techniques: A Handbook for College Faculty*, John Wiley & Sons.
・Benner, Patricia, Molly Sutphen, Victoria Leonard & Lisa Day（2009）*Educating Nurses: A Call for Radical Transformation*, The Carnegie Foundation for the Advancement of Teaching.
・Benner, Patricia（2001）*From Novice to Expert: Excellence and Power in Clinical Nursing Practice*, Prentice Hall.
・Bulman, Chris & Sue Schutz（2013）*Reflective Practice in Nursing*, Wiley-Blackwell.
・Clark, Carolyn Chambers（2007）*Classroom Skills for Nurse Educators*, Jones and Bartlett Publishers.

- Cooper, Signe Skott & May Shiga Hornback (1973) *Continuing Nursing Education*, McGraw-Hill.
- Cranton, Patricia (1992) *Working with Adult Learners*, Wall and Emerson.
- Critchley, Kathryn (2010) *Coaching Skills Training Course: Business and Life Coaching Techniques for Improving Performance Using NLP and Goal Setting*, Universe of Learning.
- Davis, Barbara (1993) *Tools for Teaching*, Jossey-Bass.
- De Tornyay, Rheba & Martha A. Thompson (1987) *Strategies for Teaching Nursing*, Delmar Publishers.
- DeYoung, Sandra (2007) *Teaching Strategies for Nurse Educators, 2nd Edition*, Prentice Hall Health.
- Dick, Walter, Lou Carey & James O. Carey (2001) *The Systematic Design of Instruction, 5th Edition*, Pearson Education.
- Drucker, Peter (1954) *The Practice of Management*, Harper & Row.
- Gaberson, Kathleen B. & Marilyn H. Oermann (1999) *Clinical Teaching Strategies in Nursing*, Springer Publishing.
- Gagne, Robert M., Walter W. Wager, Katharine C. Golas & John M. Keller (2005) *Principles of Instructional Design, 5th Edition*, Wadsworth.
- Gardner, Marcia R. & Patricia Dunphy Suplee (2010) *Handbook of Clinical Teaching in Nursing and Health Sciences*, Jones and Bartlett Publishers.
- Gibbs, G. (1988) *Learning by Doing: A Guide to Teaching and Learning Methods*, London FEU.
- Hackman, Richard & Oldham, Greg (1976) *Motivation through the Design of Work: Test of a Theory, Organizational Behavior and Human Performance*, 16, pp.250-279.
- Herrman. Judith W. (2008) *Creative Teaching Strategies for the Nurse Educator*, F. A. Davis Company.
- Herzberg, Frederick (2003) *One More Time: How Do You Motivate Employees?*, Harvard Business Review, January, pp.87-96.
- Hinchliff, Sue (2009) *The Practitioner as Teacher, 4th Edition*, Churchill Livingstone.
- Jasper, Melanie (2006) *Professional Development, Reflection and Decision-making*, Blackwell Publishing.
- Johns, Christopher (2013) *Becoming a Reflective Practitioner, 4th Edition*, Wiley-Blackwell.
- Kirkpatrick, Donald & Kirkpatrick, James (2006) *Evaluating Training Programs : the Four Levels, 3rd Edition*, Berrett-Koehler.
- Knowles, Malcolm S. (1980) *The Modern Practice of Adult Education: From Pedagogy to Andragogy*, Pearson Education.
- Kolb, David (1984) *Experiential Learning: Experience as the Source of Learning and Development*, PrenticeHall.
- Krumboltz, John & Levin, Al (2004) *Luck is No Accident : Making the Most of Happenstance in Your Life and Career*, Impact Publishers.
- Lave, Jean & Etienne Wenger (1991) *Situated Learning: Legitimate Peripheral Participation*, Cambridge University Press.
- Lombardo, Michael M. & Eichinger, Robert W. (2010) *Career Architect Development Planner, 5th Edition*, Lominger.
- Marquis, Bessie L. & Carol J. Huston (2012) *Leadership and Management Tools for the New Nurse: A Case Study Approach*, Lippincott Williams & Wilkins.
- McKimm, Judy & Tim Swanwick (2010) *Clinical Teaching Made Easy: A Practical Guide to Teaching and Learning in Clinical Settings*, Quay Books.
- Morton-Cooper, Alison & Anne Palmer (2000) *Mentoring, Preceptorship and Clinical Supervision: A Guide to Professional Support Roles in Clinical Practice, 2nd Edition*, Blackwell Publishing.
- Myrick, Florence & Olive Yonge (2005) *Nursing Preceptorship: Connecting Practice and Education*, Lippincott Williams & Wilkins.
- Nightingale, Florence (1860) *Notes on Nursing: What It Is, and What It Is Not*, Harrison.
- O' Connor, Andrea B. (2006) *Clinical Instruction and Evaluation: A Teaching Resource, 2nd Edition*, Jones & Bartlett Publishers.
- Penn, Barbara K. (2008) *Mastering the Teaching Role: A Guide for Nurse Educators*, F. A. Davis Company.
- Polanyi, Michael (1966) *The Tacit Dimension*, Doubleday.
- Rogers, Everett M. (1962) *Diffusion of Innovations*, Free Press of Glencoe.
- Ryan, Richard & Deci, Edward (2000) *Self-determination Theory and Facilitation of Intrinsic Motivation, Social Development, and Well-being*, American Psychologist, 55, pp.68-78.
- Ryle, Gilbert (1984) *The Concept of Mind*, University of Chicago Press.
- Schein, Edgar H. (1993) *Career Anchors : Discovering Your Real Values*, Pfeiffer & Co.
- Schoolcraft, Victoria (1989) *A Nuts-And-Bolts Approach to Teaching Nursing*, Springer Publishing.
- Sharples, Kath & Karen Elcock (2011) *Preceptorship for Newly Registered Nurses*, Learning Matters.
- Swihart, Diana (2007) *Nurse Preceptor Program Builder: Tools for a Successful Preceptor Program, 2nd Edition*, HCPro.
- Ullrich, Susan & Ann Haffer (2009) *Precepting in Nursing: Developing an Effective Workforce*, Jones & Bartlett Publishers.
- Walsh, Danny (2010) *The Nurse Mentor's Handbook: Supporting Students in Clinical Practice*, Open University Press.
- Wenger, Etienne, Richard McDermott & William Snyder (2002) *Cultivating Communities of Practice : A Guide to Managing Knowledge*, Harvard Business School Press.

索引

執筆者プロフィール

中井俊樹

愛媛大学教育・学生支援機構
教授

編者、1章、5章、9章

なかい・としき　専門は大学教育論、人材育成論。1998年に名古屋大学高等教育研究センター助手となり、同准教授などを経て2015年より現職。日本高等教育開発協会会長、大学教育イノベーション日本代表、大学教育学会理事、日本高等教育学会理事を経験。松山看護専門学校、人間環境大学松山看護学部などで看護学生を対象に教育学の授業経験。愛媛県看護協会、愛知県看護協会、東京都看護協会、奈良県看護協会などで研修経験。「看護教育実践シリーズ」、「大学ＳＤ講座」、「大学の教授法シリーズ」のシリーズ編者。その他の著書に、『看護のための教育学 第2版』（共編著）、『カリキュラムの編成』（編著）、『大学の学習支援 Ｑ＆Ａ』（共編著）などがある。

上月翔太

愛媛大学教育・学生支援機構
講師

6章

こうづき・しょうた　専門は高等教育開発、文芸学、西洋古典文学。日本学術振興会特別研究員（DC2）、大阪大学大学院文学研究科助教、大阪産業大学非常勤講師、愛媛大学教育・学生支援機構特任助教などを経て2023年より現職。河原医療大学校にて看護学生を対象に教育学の授業を行うほか、看護師や看護教員向けの研修教材の開発にも携わる。著書に『看護教員のための問題と解説で学ぶ教育評価力トレーニング』（分担執筆）、『看護のための教育学 第2版』（分担執筆）、『看護のための教育学 第2版』（分担執筆）、『大学の学習支援 Ｑ＆Ａ』（分担執筆）、『人はなぜ神話＜ミュトス＞を語るのか―拡大する世界と＜地＞の物語』（分担執筆）、『西洋古代の地震』（共訳）などがある。

小林忠資

岡山理科大学獣医学部講師

2章、3章

こばやし・ただし　専門は大学教育、比較教育。名古屋大学高等教育研究センター研究員、愛媛大学教育・学生支援機構特任助教などを経て、2018年より現職。愛知県看護協会、なごやナースキャリアサポートセンター、岡山看護研修センター、愛媛大学医学部附属病院などで研修講師を経験。まつかげ看護専門学校、中部看護専門学校、松山看護専門学校などで教育学やコミュニケーションの授業経験。著書に『看護のための教育学 第2版』（共編著）、『アクティブラーニング』（共編著）、『授業方法の基礎』（共編著）、『授業設計』（分担執筆）などがある。

佐藤浩章

大阪大学国際共創大学院
学位プログラム推進機構教授

12章、13章

さとう・ひろあき　専門は高等教育開発。2002年に愛媛大学大学教育総合センター教育システム開発部講師となり、同大教育・学生支援機構教育企画室准教授・副室長、キングス・カレッジ・ロンドン客員研究フェロー、大阪大学全学教育推進機構准教授等を経て、2023年より現職。愛媛大学医学部附属病院研修講師、愛媛県看護連盟・看護教育部会研修講師、住友病院研修講師、集団力学研究所看護管理者支援プロジェクト研修講師、愛仁会グループ研修講師などを経験。著書に、『講義法』（編著）、『大学の FD Q&A』（共編著）、『大学教員のための授業方法とデザイン』（共編著）、「人を育てるということ―教育・指導の原則」（『看護展望』32巻11号）、『大学教員の能力開発研究』（単著）、『授業改善』（共編著）などがある。

嶋﨑和代

名古屋女子大学健康科学部
看護学科准教授

7 章、8 章

しまざき・かずよ　専門は基礎看護学、看護教育。1994 年より総合病院呼吸器外科・血液内科病棟、産婦人科病棟、血液浄化センター勤務。2003 年より看護専門学校専任教員となり、精神看護学・老年看護学・基礎看護学を担当。2011 年より中部大学生命健康科学部保健看護学科助手、助教、講師を経て 2021 年より現職。愛知県内の看護専門学校での教員研修、総合病院での継続教育研修、看護協会実地指導者研修、看護協会認定看護師教育課程などで研修講師を経験。著書に、『看護のための教育学 第 2 版』（分担執筆）、『教育と学習の原理』（分担執筆）、『アクティブラーニングの活用』（分担執筆）、『授業設計と教育評価』（分担執筆）などがある。

寺田佳孝

東京経済大学経済学部／
全学共通教育センター准教授

4 章、10 章

てらだ・よしたか　専門はカリキュラム研究、教育方法論、ドイツの政治教育論。名古屋商科大学、国際医療福祉大学、東京経済大学講師を経て 2021 年より現職。名古屋医療センター附属名古屋看護助産学校非常勤講師、愛知県看護協会研修助手、保健師助産師看護師実習指導者講習会講師、認定看護管理者教育課程講師などを経験。著書に、『看護のための教育学 第 2 版』（分担執筆）、「大学教育における発問の活用可能性の探究」（『名古屋高等教育研究』第 18 号、共著）、「大学における映画を活用した授業の特徴」（『名古屋高等教育研究』第 14 号、共著）、『右翼ポピュリズムに抗する市民性教育ードイツの政治教育に学ぶ』（分担執筆）などがある。

内藤知佐子

愛媛大学医学部附属病院
総合臨床研修センター助教

11 章

ないとう・ちさこ　専門は人材育成、シミュレーション教育。1999 年に東京大学医学部附属病院に就職。2004 年に新潟県立看護大学大学院助手となり、2008 年に京都大学医学部附属病院看護部管理室、2010 年から総合臨床教育・研修センター助教となり医療人の育成に尽力する。2020 年京都大学大学院医学研究科先端看護科学コース先端中核看護科学講座生活習慣病看護学分野研究員となり、2022 年より現職。著書に『13 の実践レシピで解説！看護を教える人が発問と応答のスキルを磨く本』（共著）、『新人看護師だからこそ習慣にしたい心を守り自分を育てる 7 つの考え方』（共編著）、『「教える」に悩むナースを応援する 指導力向上ブック プリセプターからクリニカルコーチまで』などがある。

第２版 看護現場で使える教育学の理論と技法
―個別指導や参加型研修に役立つ120のキーワード

2014年８月10日発行　第１版第１刷
2018年６月20日発行　第１版第６刷
2023年９月１日発行　第２版第１刷©

編　著　中井 俊樹
発行者　長谷川 翔
発行所　株式会社メディカ出版
〒532-8588
大阪市淀川区宮原３－４－30
ニッセイ新大阪ビル16F
https://www.medica.co.jp/
編集担当　細川深春／山形 梢
編集協力　中垣内紗世
装　幀　ティオ 渡部裕一
イラスト　ホンマヨウヘイ
組　版　株式会社明昌堂
印刷・製本　株式会社シナノ パブリッシング プレス

ISBN978-4-8404-8206-6　　Printed and bound in Japan

当社出版物に関する各種お問い合わせ先（受付時間：平日９：00～17：00）
●編集内容については、編集局 06-6398-5048
●ご注文・不良品（乱丁・落丁）については、お客様センター 0120-276-115